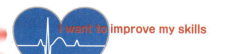

ナースのためのスキルアップノート

看護の現場ですぐに役立つ
解剖生理学のキホン

患者さんの心と体を仕組みから理解する！

野溝 明子 著

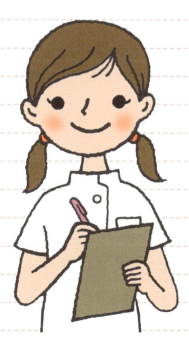

秀和システム

はじめに

　看護学校で必死に勉強し、難しい国家試験に合格したけれど、いざ現場に出てみるとわからないことだらけ、ということは誰にでもあるでしょう。知識を本当に生かすには、実際の場面で患者さんや病気と向き合いながら、学んだことを使って現場で考えるということが大切です。そして、いざ考え出すと…、実はわかっているつもりでわかっていなかったということがたくさん出てくると思います。

　学びは学校で終わりではなく、仕事をしながらずっと続きます。しかし、しっかりした土台がないところでは応用となる知識を積み上げていくことはできません。資格試験のためにたんにひたすら暗記したこと、時間がたったら忘れてしまったこと、それらをもう一度確認して踏み固めてみませんか？

　日本はまだ、ナースがドクターの助手のように思われ、看護の中ですら自分で決定することができないような現場もあります。しかし、おそらくこの先、他の国に習い、ナースの立場はもっと重要になっていくと思います。そんなとき、確固たる医学知識は不可欠です。

　この本は解剖生理学の基礎であっても、意外に本質を理解されていないと思われるもの、理解していると現場で役立つものを抜き出しています。たくさんの教科書を引っ張り出す前の総復習として使ってください。

野溝　明子

看護の現場ですぐに役立つ
解剖生理学のキホン

contents

はじめに ………………………………………… 2

本書の特徴 ……………………………………… 9

本書の使い方 …………………………………… 11

この本の登場人物 ……………………………… 12

chapter 1 体液と組織のキホン

体液の分布と特徴をつかもう …………………………………… 14

浸透圧と張度、浮腫って何？ …………………………………… 15

水？ それともナトリウムの欠乏？ …………………………… 18

体液の酸性・アルカリ性のバランス …………………………… 20

人体の4つの組織とは …………………………………………… 21

上皮組織とがんの組織型の関係 ………………………………… 22

いろいろな結合組織 ……………………………………………… 24

皮膚のキホンと傷の治り方 ……………………………………… 25

   column　2つのまったく異なる汗腺 (エクリン汗腺とアポクリン汗腺) ……………… 26

chapter 2 血液のキホン

血液のキホン……………………………………………………… 28

いろいろな白血球の分化とはたらき …………………………… 29

赤血球の一生と貧血との関係 …………………………………… 31

   column　小球性？　大球性？　低色素性？ (貧血の名前) ……………………… 32

血液が固まり、血栓が溶けるしくみ …………………………… 33

chapter 3 からだを守るしくみ

生まれながらに持つ自然免疫 ……………………………………………… 36

からだが経験してできる獲得免疫 ………………………………………… 38

白血球が集まるリンパ組織 ………………………………………………… 40

発熱と熱中症の違い ………………………………………………………… 42

アレルギーとは何か ………………………………………………………… 43

　column　敗血症性ショックははじめ温かくやがて冷たく

　　　　　（ウォーム・ショックとコールド・ショック）………………… 44

自己免疫疾患とはどういうもの？ ………………………………………… 46

chapter 4 血液の流れのしくみ（循環器）

体循環と肺循環をしっかり理解する ……………………………………… 48

心臓の壁と心臓を包む膜 …………………………………………………… 49

右心と左心の役割 …………………………………………………………… 50

心臓の弁と弁膜症 …………………………………………………………… 51

心臓を養う冠状動脈 ………………………………………………………… 52

心臓の収縮と負荷 …………………………………………………………… 53

心臓がリズミカルに動くしくみ …………………………………………… 54

　column　薬のヒント ……………………………………………………… 56

血圧を決めるもの …………………………………………………………… 57

動脈と静脈の壁の問題 ……………………………………………………… 59

動脈と静脈のおもな枝 ……………………………………………………… 60

リンパの流れのキホン ……………………………………………………… 62

chapter 5 酸素や二酸化炭素を運ぶしくみ（呼吸器）

上気道と鼻腔・副鼻腔のはたらき	64
声をつくり出す喉頭のキホン	65
気管と気管支と肺のキホン	66
肺をつつむ胸膜と呼吸のしくみ	67
呼吸の調節とCO_2ナルコーシス	69
血液が酸素と二酸化炭素を運ぶしくみ	70
空気の出し入れがうまくいかない原因	71
肺胞から血液に酸素が行きにくい場合	72

chapter 6 栄養を消化・吸収するしくみ（消化器）

口腔と咽頭のキホン	74
飲みこむ「嚥下」のしくみと「誤嚥」	75
食道のかたちとはたらき	76
胃のかたちとはたらき	78
小腸と膵臓の関係	79
column　血を吐いた、お尻から血が出た（吐血と喀血、下血や血便）	80
column　胃潰瘍は食後・十二指腸潰瘍は空腹時（潰瘍でお腹が痛むのは）	80
栄養が体内に入りめぐるまで	81
大腸のかたちと位置	83
便が出るしくみ	84
門脈って何？	85
肝臓がやっていること	86
胆汁の流れと黄疸	87
腹膜のかたち	88

chapter 7 尿を作り排泄するしくみ（泌尿器・男性生殖器）

腎臓の位置と出入りする血管 …………………………………………………… 90
尿をつくる工場 …………………………………………………………………… 91
尿をつくる3つの過程 …………………………………………………………… 92
腎臓のはたらきを知る指標 ……………………………………………………… 93
　column　ネフローゼを理解する ……………………………………………… 93
尿生成に関わるホルモン ………………………………………………………… 94
腎臓と高血圧 ……………………………………………………………………… 95
腎臓の機能が低下すると起こること …………………………………………… 96
尿管と膀胱と尿道のキホン ……………………………………………………… 97
排尿のしくみ ……………………………………………………………………… 98
前立腺と尿道、精液が出るしくみ ……………………………………………… 99
　column　心臓疾患と腎臓病の深い関係 …………………………………… 100

chapter 8 ホルモンによる調節のしくみ（内分泌・代謝）

ホルモンって何？ ………………………………………………………………… 102
フィードバックによるホルモンの調節 ………………………………………… 104
下垂体とホルモン ………………………………………………………………… 106
甲状腺ホルモン …………………………………………………………………… 107
成長ホルモンとプロラクチン …………………………………………………… 108
オキシトシンとバソプレシン …………………………………………………… 109
副腎皮質ホルモン ………………………………………………………………… 110
インスリンとインクレチンのはたらき ………………………………………… 111
血糖値を上げるホルモン ………………………………………………………… 112
糖尿病のキホン …………………………………………………………………… 113

カルシウムと骨の代謝 …………………………………………………………… 114

高血圧になるホルモンの疾患 ……………………………………………………… 115

脂肪が出すホルモンと脂質異常症 ………………………………………………… 116

chapter 9 からだを支え動かすしくみ（運動器）

骨の構造のキホン ………………………………………………………………… 118

脊椎と神経の位置関係 ……………………………………………………………… 119

動く関節のかたちのキホン ………………………………………………………… 121

   column　問題は筋肉？ 神経？ 神経筋接合部？（筋肉の麻痺や筋力低下の原因） 122

骨格筋の収縮に関わるもの ………………………………………………………… 123

骨格筋の動きと収縮のしかた ……………………………………………………… 124

chapter 10 脳と神経のキホン（神経系）

神経組織とシナプスって何？ ……………………………………………………… 126

脳を養う動脈のキホン ……………………………………………………………… 127

脳をつつむ髄膜と脳脊髄液の流れ ………………………………………………… 128

脳の区分とはたらき ………………………………………………………………… 129

大脳皮質は部位によって機能が違う ……………………………………………… 130

   column　認知症と脳の障害部位 …………………………………………………… 131

12対の脳神経とその障害 …………………………………………………………… 132

   column　脳神経の障害でいう中枢性と末梢性、核上性と核下性って何？ ………… 133

脊髄神経の名前と神経叢 …………………………………………………………… 134

脊髄神経の障害と筋肉の麻痺 ……………………………………………………… 135

意識的にからだを動かすしくみ …………………………………………………… 136

   column　頭蓋内圧亢進と脳ヘルニア ……………………………………………… 137

無意識にからだをうまく動かすしくみ ……………………… 138

いろいろな感覚とからだの部位 …………………………… 139

痛みの起きるしくみ ………………………………………… 140

交感神経と副交感神経の特徴 ……………………………… 141

chapter 11 感覚を受け取るしくみ（特殊感覚器）

眼球のかたちのキホン ……………………………………… 144

    column　眼底検査でわかる血管や脳の問題 ……………… 145

耳のかたちと難聴とめまい ………………………………… 146

    column　音がした位置がわかるのは耳が２つあるから ……… 147

においや味を感じるしくみ ………………………………… 148

chapter 12 女性のからだのキホン（女性生殖器）

女性生殖器のかたちと位置 ………………………………… 150

    column　基礎体温でわかること ……………………… 151

女性ホルモンと卵巣と子宮の周期 ………………………… 152

２つの女性ホルモンのはたらき …………………………… 153

索引 …………………………………………………………… 155

参考文献 ……………………………………………………… 163

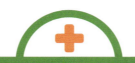

本書の特徴

　解剖生理学は医学の基礎とはいえ、その内容は膨大で、いざ復習しようとしてもどこから調べたり手を着けたりしたらいいかわからない場合も多いでしょう。本書では、各系統別に最低限知らなくてはならない知識を総復習できるようになっています。さらにその上で、臨床で出会う代表的な疾患の理解に不可欠な知識、その治療やケアを考える上で役立つ知識、そしてその中でも理解が難しいものを特に選んで解説しています。

役立つポイント1　系統を臨床に即して分類

　脱水や輸液の理解のために体液は循環器系の血液とはまた別の章でも独立して学べ、腎臓疾患や内分泌疾患と関わる免疫の問題も生体防御の章でも取り上げ、男性生殖器は泌尿器の章で学ぶなど、臨床別に対応して学べるようになっています。

役立つポイント2　図やイラストから構造や機能の具体的なイメージがつかめる

　図やイラストをたくさん入れて、臓器の構造や位置関係、それらのはたらきを具体的にイメージし、理解しやすいようにしました。

役立つポイント3　疾患が起きる機序や病態を理解できる

　どのような機能や構造の破綻によって病気が起き、どうしてそのような症状が現れるのかがわかるように、基本となる知識を取り上げています。

役立つポイント4　治療法や薬の理解に役立つ

　薬の具体名などは出ていませんが、なぜこの薬をこの疾患に使うのか、あるいは特定の薬の使用時の危険性などが自分である程度考えられるように、その基礎となる知識を解説しています。

　そのため、一般的な解剖生理学の教科書では大きく取り上げていないけれど、臨床では重要となる項目も入れています。また、意外なところで関連する別々の疾患や治療法の選択にも役立つ基礎知識を取り上げています。

役立つポイント5　ケアに生かせる知識が得られる

　患者さんへアドバイスするために自ら理解できるように、痛みや呼吸困難の軽減、手術後のリハビリや看護で気をつけること、といった応用につながる基礎知識をのせています。

役立つポイント6　ベテランナースやドクターのアドバイス

　ベテランナースやドクターによるワンポイントアドバイスが随所にあり、疾患の理解を助け、より良いケアにつなげられるようになっています。

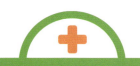

本書の使い方

　本書は第1章から12章までで構成されています。

　第1章は体液と組織の基礎で、脱水やがんや創傷治癒などが理解できるようになっています。第2章以降は系統別に分かれています。それぞれの章の中は独立した項目からなっているので、どこから読んでもかまいません。項目を見て、自分の知りたいこと、興味のあるところから読んでいくと、とりかかりやすいでしょう。

　しかし、ぜひ最終的には全体を読んで解剖生理学の基本の総復習をしてください。一つの臓器の疾患でも、その病態には多くのことが関わるので、同じ疾患を別の章で別の観点から取り上げているところもいくつかあります。解剖学生理学のような基礎医学を学ぶときは、同じ項目も多面的に見て考えるようにすると、応用力がつきます。広く見ることではじめて理解できるようになることがあり、それが現場で生きる知識となるからです。

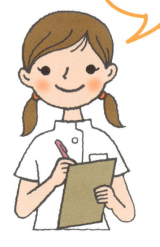

基礎知識を身につけて、自分の力で考えて理解し、患者さんにより良いケアができるようになりましょう。

この本の登場人物

本書の内容をより理解していただくために
医師、ベテランナース、先輩ナースからのアドバイスや、ポイントを説明しています。
また、新人ナースや患者のみなさんも登場します。

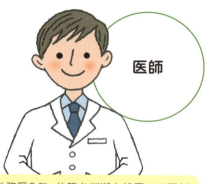

病院の勤務歴8年。的確な判断と処置には評判があります。

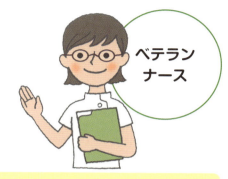

看護師歴10年。やさしさの中にも厳しい指導を信念としています。

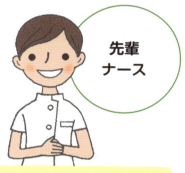

看護師歴5年。身近な先輩であり、新人ナースの指導役でもあります。

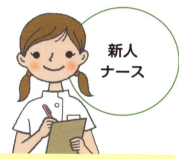

看護歴1年、いろいろな整形外科の症状について勉強しています。医師や先輩たちのアドバイスを受けて早く一人前のナースになることを目指しています。

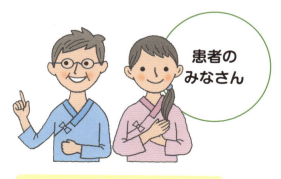

患者のみなさんからも、ナースへの気持ちなどを語っていただきます。

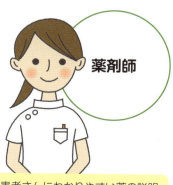

薬剤師歴7年。患者さんにわかりやすい薬の説明を心がけています。

体液と組織のキホン

体液を知ると細胞を正常に保つ方法が、
組織を知ると悪性腫瘍や傷の治癒がわかります。

体液の分布と特徴をつかもう
（体液の調節①）

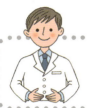

成人の体重のほぼ60％は水分（体液）です。細胞膜や血管壁に仕切られて、各部に存在する体液には溶けている成分の違いが生まれます。

➕ 体液は細胞や血管の内外で組成が違う

体液は、細胞内液と細胞外液に大きく2つに分かれ、細胞外液はさらに、血管内の血漿と血管外の間質液（組織間液）とに分かれます。

細胞膜や血管壁は特定の物質の移動を制限し、細胞内液にはタンパク質やK^+が多く、細胞外液にはNa^+が多い、タンパク質は血管の壁を通過できないので組織液よりも血漿内の方が多い、といった傾向があります。

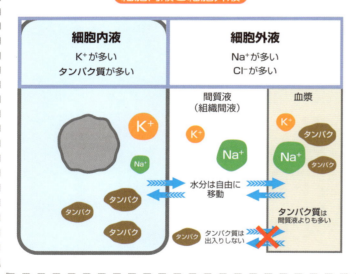

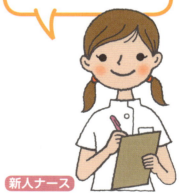

生野菜や果物や刺身などを食べると、生きた細胞から細胞内液のKを多く摂ることになるのですね。

新人ナース

➕ 生きていくために必要な「ホメオスタシス」って何？

細胞にとっての環境（内部環境）とは「**細胞外液の状態**」です。細胞外液の状態が一定に保たれるしくみが**ホメオスタシス**（恒常性）で、自律神経やホルモンはこのホメオスタシスを保つためにはたらきます。

浸透圧と張度、浮腫って何?
(体液の調節②:体液の移動)

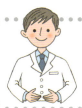
細胞や血管の内外で圧力の差が出ると、細胞膜や毛細血管壁による移動の制限がない水などの物質だけが、両側が釣り合うまで濃度の濃い側へ移動します。

浸透圧や膠質浸透圧って何?

浸透圧とは、特定の物質しか透過できない膜をはさんで濃度の濃い側へ水が引き込まれる力です。特に、大きな分子のため毛細血管の外へ出られない血漿タンパク質(おもにアルブミン)によって決まる血漿の浸透圧を膠質浸透圧といいます。

血漿中のアルブミンが減る、つまり膠質浸透圧が低下するのは、低栄養や、腎臓の疾患でタンパク質が尿に出てしまったり、アルブミンをつくる肝臓の機能が低下したりといった理由が考えられます。

膠質浸透圧のしくみ

血漿タンパク質の量が毛細血管を出入りする水の量を決める。

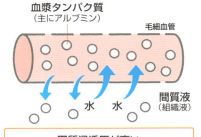

膠質浸透圧が高い
(毛細血管に間質から水が引き込まれる)

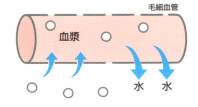

膠質浸透圧が低い
(毛細血管から間質へ水が出ていく)

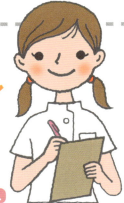

肝臓病や腎臓病でむくむのはアルブミン低下も理由の一つなんですね。

新人ナース

張度って何？（低張液・等張液・高張液とは）

　NaやKなどは細胞膜を通過できても移動に制限があります。このような物質の濃度で決まる細胞内外の浸透圧が張度です。細胞外液と細胞内液の張度が違うと細胞の内外へ水の移動が起こります。

細胞外液の張度と細胞の関係

異なる張度の溶液を輸液した場合の細胞内変化を想像してみよう

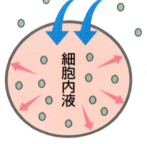

低張液

細胞内に水が入る
極端な場合は細胞が膨張し破裂（赤血球の溶血など）
・輸液では、細胞内液と細胞外液の補充ができる

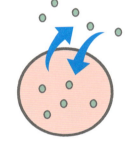

等張液

細胞内の水の量は変わらない
・輸液では、細胞外液の補充ができる

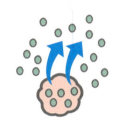

高張液

細胞から水分が出る
極端な場合は細胞が縮む（細胞の脱水）

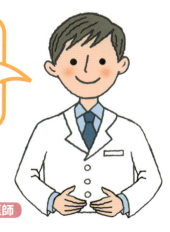

輸液では、生理食塩水（0.9%食塩水）やリンゲル液は等張液なので細胞外液が補充できます。5％ブドウ糖液は始め等張液でも体内に入るとブドウ糖がすぐ代謝で消えるため、張度0の真水と同様に考えます。状態に合わせて両者を混ぜ合わせて様々な濃度の低張液がつくれます（1号液～4号液）。

医師

なぜむくみが起きるのか、理由を考えよう

浮腫とは間質液（組織間液）が異常に増加した状態です。毛細血管から多くの水分がしみ出るか、間質液を回収するリンパ管の経路に問題が起きるかのどちらかで起きます。リンパの流れが問題となる浮腫は**リンパ浮腫**と呼びます。

毛細血管から間質へ水分が多く出る原因は、アルブミンの減少で「**膠質浸透圧が低下**する」、あるいは心不全によるうっ血、腎不全、深部静脈血栓などで「**毛細血管圧が上昇**する」ことなどが考えられます（濾出）。また、炎症やアレルギーで血管透過性が亢進した場合は、通常は通り抜けないタンパク質も血管外に出ます（滲出）。リンパ浮腫は、がんの転移や手術でリンパ節郭清後などに起きることがよくあります。

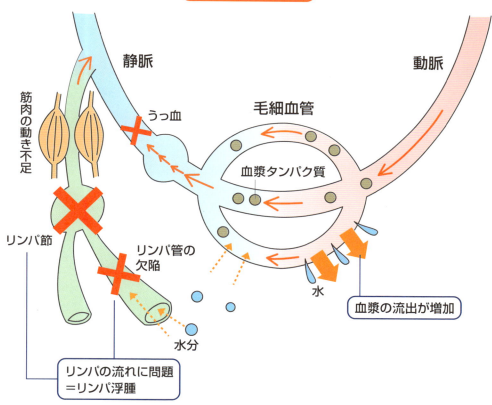

うっ血とリンパ浮腫

1 体液と組織のキホン

低アルブミン血症なら全身性だけど、局所のむくみはリンパ浮腫や血管がつまる深部静脈血栓症なども考えないと。

新人ナース

水？ それともナトリウムの欠乏？
（体液の調節③：脱水）

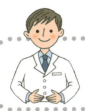

体液中の水とNaの量や分布の変化は浸透圧の差を生み、細胞や血管内外への水の移動を起こし、様々な脱水を起こします。

水が足りない脱水とナトリウムが足りない脱水の違い

体液を失う脱水では、水とNaの両方がほぼ等しく失われる（等張性）脱水は稀で、たいていは細胞外液の水が多く失われる高張性脱水または、細胞外液のナトリウムが多く失われる低張性脱水になります。細胞外液の水やNaの変化に応じて細胞内液も変化するので、それぞれの脱水で違う症状や治療になります。

● 水欠乏性脱水（高張性脱水）

高Na血症となり、細胞内液が外に移動し細胞外液の脱水を補うので細胞の脱水により激しいのどの乾きが起きます。低張液を輸液し、細胞内液と細胞外液を補充します。

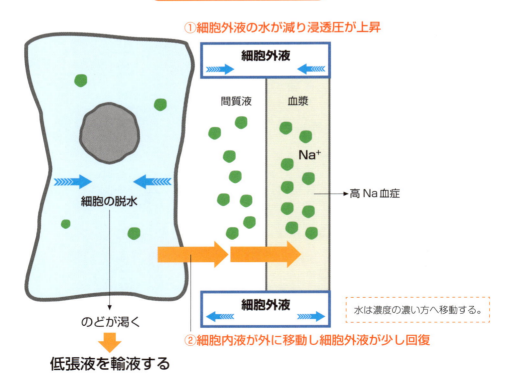

水欠乏性脱水（高張性脱水）

●ナトリウム欠乏性脱水（低張性脱水）

　低Na血症となり、細胞外液の浸透圧低下で循環血液量が減り血圧低下、組織液低下による皮膚の弾力低下が起き、細胞内に水が入り細胞の浮腫が起きます。細胞内に水があるのであまりのどは乾きません。等張液を輸液して細胞外液を補充します。

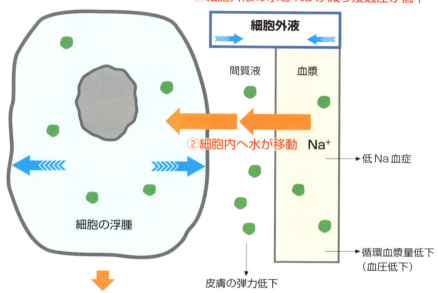

脱水時に水だけを補給すると、低Na血症となることもあって危険なのですね。

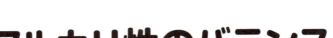

体液の酸性・アルカリ性のバランス
（体液の調節④）

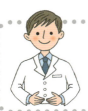

血漿のpHが弱アルカリ性の狭い範囲（7.4±0.05）に保たれることが酸塩基平衡で、正常範囲より酸性、アルカリ性のどちらに傾いても病的な状態です。

➕ アシドーシスとアルカローシス、アシデミアとアルカレミアとは？

血漿のpHが正常値より酸性側に傾く病態が**アシドーシス**、アルカリ性側に傾くのが**アルカローシス**で、それぞれの血液の状態を**アシデミア**（酸血症）、**アルカレミア**（アルカリ血症）といいます。

アシドーシスやアルカローシスは、呼吸か代謝かどちらかの問題で起きます。その病的状態を是正するために、呼吸性なら代謝（腎での尿生成）、代謝性なら呼吸（肺）による代償的な反応が起きます。

pH			酸性 7.0		アルカリ性	
血液の状態			アシデミア（酸血症）		アルカレミア（アルカリ血症）	
病態			アシドーシス	正常	アルカローシス	
		死	病気		病気	死
代償変化前の血液ガス分析	呼吸性		$PaCO_2$ ↑		$PaCO_2$ ↓	
	代謝性		HCO_3^- ↓		HCO_3^- ↑	
病態のpH		6.8		7.35	7.45	7.8

▼体液のpHに大きく関わる物質

増えると酸性に傾く	CO_2、H^+（胃液に多い）、ケトン体、乳酸、（K^+）	減るとアルカリ性に傾く
増えるとアルカリ性に傾く	HCO_3^-（膵液、腸液に多い）	減ると酸性に傾く

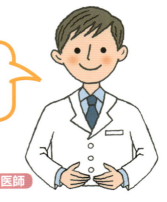

例えば、代謝性アシドーシスで起こるクスマウル大呼吸は、呼吸促進でCO_2を排出し血液をアルカリ性側に是正しようという身体の代償反応です。

医師

人体の4つの組織とは
（組織のキホン①）

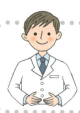

「組織」とは特定の構造や機能を持った細胞集団で、上皮組織、結合組織、神経組織、筋組織の4種類に大きく分類されます。胃や心臓など人体の各器官はこれらの組織が集まってつくられています。

腸管の壁の構造を4大組織から見てみよう

上皮組織は臓器の外面をおおって保護し、分泌や吸収やろ過を行い、**結合組織**は支えたり隙間を埋めたり、**筋組織**は筋を収縮して器官を動かし、**神経組織**はそれらを制御する役割を持ちます。

各器官はこれらの組織が集まってできており、例えば、胃より下の消化管は基本的に管腔側から上皮組織、筋組織からなり、その間と外側を血管やリンパ管を含む結合組織が埋め、内部に神経組織がはりめぐらされています。

4大組織と腸管の壁

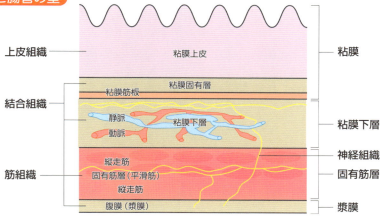

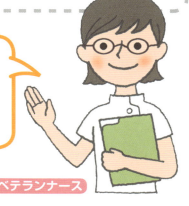

欠損が粘膜筋板より浅いと"びらん"で深いと"潰瘍"、結合組織の粘膜下層は血管やリンパ管を多く含むので、がんがそこまで到達すると血行性やリンパ行性の遠隔転移をしやすい、など組織の違いを把握していると傷害の程度やがんの深度などが理解しやすいです。

ベテランナース

上皮組織とがんの組織型の関係
(組織のキホン②)

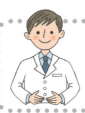

上皮組織は体表や体の内腔の表面をおおう組織で、部位によって違う特徴を持っています。外界の様々な刺激により、上皮細胞が細胞分裂時に元の細胞と違う細胞となり、やがて悪性腫瘍となったものが「癌」です。

➕ からだの部位によって上皮組織は違いがある

上皮は部位によって機能や構造が違います。例えば、消化管は食道より上と肛門は刺激に強い重層扁平上皮、その間の胃腸は吸収や分泌を行う単層円柱上皮です。同じ重層扁平上皮(じゅうそうへんぺいじょうひ)でも、表皮は角化するので口腔などとは外面が違います。気道のほとんどは埃や病原体を追い出す多列線毛上皮、膀胱や尿管は伸びる移行上皮になっています。分泌するはたらきをもつ腺上皮は様々な器官の上皮の中にみられます。

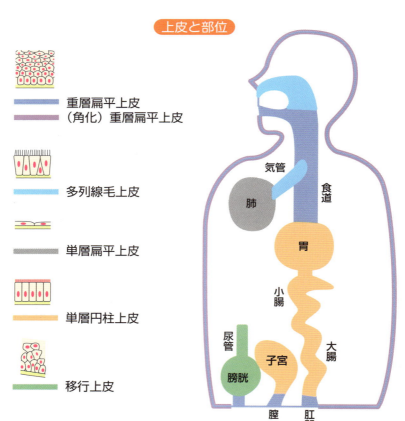

上皮と部位

上皮細胞が変化してがんができる

上皮は外部から刺激を受け続けると、それに適応するために本来の組織とは違う形態に変わることがあります（化生）。食道の上皮が長年の飲酒や喫煙などの刺激で角化したり胃液の逆流で胃と同じ円柱上皮になったり、胃の粘膜がピロリ菌で腸上皮に変化したり、喫煙で気管支の粘膜が重層扁平上皮になる、結石や慢性炎症で膀胱の上皮が角化した扁平上皮になるなどが起こります。このように変化し修復を繰り返す中で異形の細胞が生まれ、やがて組織ががんになることもあります。

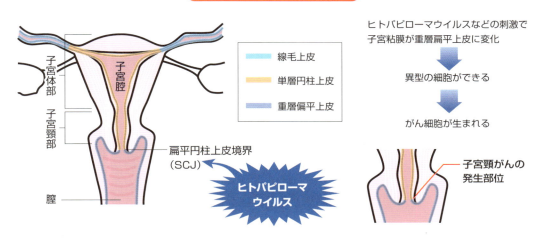

子宮頸がんが起きるしくみ

がんの組織型は上皮の名前から

がんの名前は、胃がん、肺がんなどのように最初にがんができた（原発）臓器によって呼ばれるほかに、がん細胞に変化した元の上皮の種類により**組織型**として分類されます。扁平上皮からできると扁平上皮がん、腺上皮から腺がん、膀胱など移行上皮からできるのは移行上皮がんです。元の上皮細胞と似ているのは高分化、違いが大きいのが低分化といい、まったく違って由来がわからないがんは未分化がんと呼ばれ変化が激しく増殖能力も高くなります。

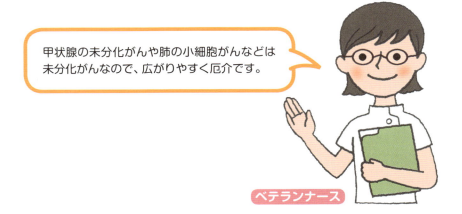

甲状腺の未分化がんや肺の小細胞がんなどは未分化がんなので、広がりやすく厄介です。

ベテランナース

いろいろな結合組織
（組織のキホン③）

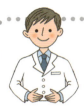
結合組織はすきまを埋め、結合させ、支え、保護する役割をもち、体内に最も広く分布する組織です。結合組織は、骨や腱や脂肪組織といったまったく違う様相のものであっても、細胞外基質という特有な要素でまとめられます。

➕ 結合組織の種類

結合組織は細胞の種類と細胞間を埋める細胞外基質の特徴によって分類されます。細胞外基質には基本的にコラーゲンという強靭で引き延ばしに強い線維状のタンパク質からなる**コラーゲン線維**（膠原線維）が含まれます。血管壁などには伸び縮みする弾性線維も多く含まれます

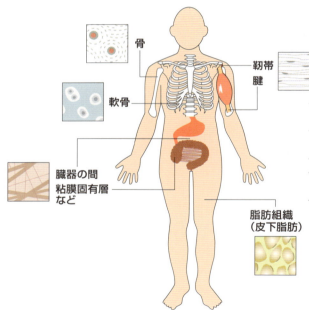

いろいろな結合組織

- 靱帯や腱をつくる強靭な結合組織は同じ方向に膠原線維がぎっしり並ぶ
- 臓器の間を埋め皮膚や粘膜の下にある疎性結合組織は膠原線維がゆるやかで中に間質液を含む
- 脂肪組織はほとんどが脂肪細胞で占められる
- 骨組織は膠原線維の枠組みにリン酸カルシウムが沈着している
- 軟骨の基質は膠原線維の他に大量のムコ多糖（ヒアルロン酸やコンドロイチン硫酸など）を含む

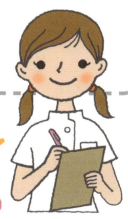

結合組織の炎症を起こす膠原病が、関節、皮膚、血管など全身に症状が出る理由がわかりました。

新人ナース

皮膚のキホンと傷の治り方
（皮膚と創傷治癒）

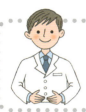
皮膚は、上皮組織の表皮と結合組織の真皮・皮下組織からなります。表皮は生まれ変わり、真皮は強い膠原線維の層、皮下組織は多くの脂肪を含みます。

それぞれの特徴（皮膚は3層）

表皮：表皮の大部分を占める角化細胞は最深の基底層で生まれ、表層へ移動してケラチンというタンパク質ばかりの細胞となり（角化）、最後は垢としてはげ落ちます。基底層にあるメラニン細胞はメラニンをつくり放出し、角化細胞の核を紫外線などの刺激から守ります。毛や汗腺・皮脂腺は真皮の中に入り込んでいますが、角化細胞と同じ種類の細胞なので、真皮に及ぶ損傷でも、毛根や汗腺の細胞が残っていれば、これらの幹細胞が分裂して皮膚を再生できます。

真皮：コラーゲン線維の多い強靭な組織の中を、血管や神経が表皮の下まで分布します。

皮下組織：多くの脂肪細胞で皮膚と筋肉・骨の摩擦を軽減し、クッションや体温保持の役割をもちます。

皮膚の構造

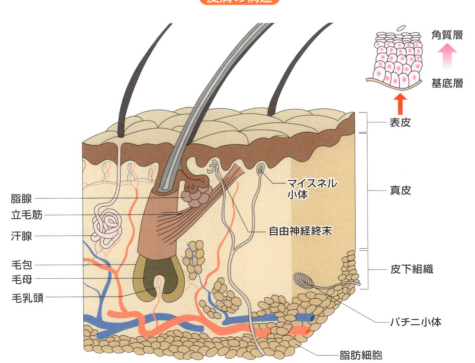

肉芽組織や瘢痕組織って何？（傷が治るしくみ）

組織が傷害されると、炎症が起きて毛細血管の透過性が高まり、白血球が遊走し細菌や破壊組織を除去します。周囲の組織からは新しい毛細血管や膠原線維がどんどんつくられてその部位に**肉芽組織**という赤くて軟らかい組織ができます。この後、組織の再生能力が強ければそのまま元に戻りますが、損傷が大きかったり感染が起こったりすると新生血管や白血球やゴミが除去されたあとに元の組織はコラーゲンに置き換わり線維化した**瘢痕**という組織になります。

この過程は皮膚だけでなく粘膜や他の組織でも起こり、手術の切開創でも起きます。

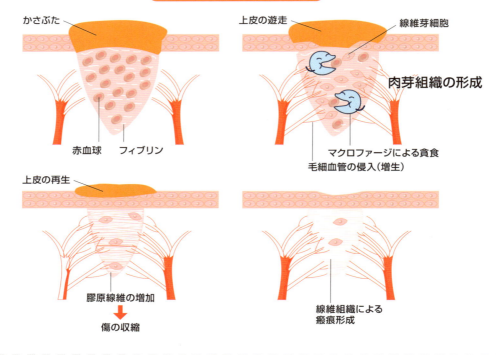

傷の治り方（痕が残る場合）

2つのまったく異なる汗腺（エクリン汗腺とアポクリン汗腺）

エクリン汗腺は全身にあって体温調節に関わり、交感神経のアセチルコリンの指令で水分の多い汗を出します。一方の**アポクリン汗腺**はアドレナリンで活動すると考えられ、体温とは関係なく緊張や痛みや性的活動によって発汗します。アポクリン腺は思春期に活動を開始し、腋窩や陰部など限られた部位の毛の根元から栄養に富む液を出すので、常在菌によって分解されるときつい臭いになりますが、放出直後は無臭であり、異性にアピールする物質も含むといわれています。乳腺もアポクリン腺の一種です。

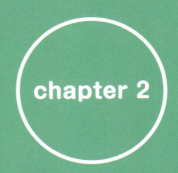

血液のキホン

血液は体液であると同時に、中に含む3種の
血球それぞれによる役割があります。

血液のキホン
（血液とは）

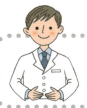

血液とは、いろいろなものが溶けている体液（血漿）の中にそれぞれの役割がある赤血球、白血球、血小板という細胞成分（血球）が入っているものです。

✚ 血漿に溶けているタンパク質の種類

血液のおよそ55％は血漿で、ほとんどが水ですが、Na^+といったミネラル、栄養や血漿タンパク質などが中に溶けています。血漿タンパク質はアルブミンとグロブリン（α、β、γ）とフィブリノゲンの3種です。**アルブミン**はホルモンや脂質や薬剤など多くの物質と結合し運び、栄養であると同時にその量の多さから膠質浸透圧に影響します。**γグロブリン**は免疫抗体です。**フィブリノゲン**は血液凝固因子の一つで、血漿からフィブリノゲンなど凝固因子を除いた液が**血清**です。

✚ 血球を造ること（造血とは）

赤血球、白血球、血小板という血球をつくることが造血です。骨髄の造血幹細胞は多能性があるので、すべての血球に分化できます。子供の骨髄はすべて造血を行う**赤色骨髄**ですが、成人では多くが脂肪に変わり黄色骨髄となり、造血は胸骨や腸骨や椎骨といった扁平骨や、長骨の骨端にある骨髄に限られます。

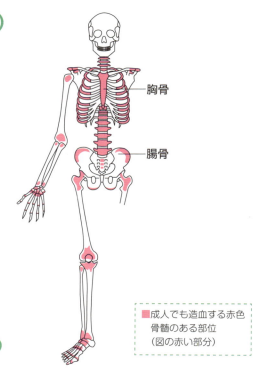

胸骨
腸骨

造血部位

■ 成人でも造血する赤色骨髄のある部位（図の赤い部分）

いろいろな白血球の分化とはたらき
（白血球）

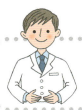
免疫をになう白血球は、赤血球や血小板とともに骨髄の造血幹細胞からいろいろな種類に分化し、末梢血や組織中に出て名前や役割も変化します。

✚ 白血球の生まれ育ちとそれぞれのはたらき

骨髄の造血幹細胞はまず**骨髄系**と**リンパ系**に分化し、骨髄系幹細胞から赤血球、血小板と白血球の単球や顆粒球が生まれ、リンパ系幹細胞からリンパ球が生まれます。

単球は組織中の**マクロファージ**になって**好中球**とともに異物を貪食し、リンパ球である**T細胞**は胸腺で成熟して**B細胞**とともに獲得免疫を担います。**肥満細胞**は組織中にだけ存在し、炎症やアレルギーに関わります。NK（ナチュラルキラー）細胞はウイルス感染した細胞やがん細胞を見つけて攻撃します。

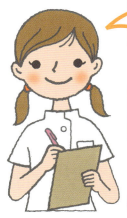
新人ナース

白血病や再生不良性貧血などの骨髄の病気で、免疫の異常だけでなく貧血や出血傾向なども起きるのは、白血球、赤血球、血小板のすべてが同じ骨髄細胞からつくられるからですね。

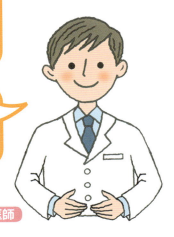
医師

白血病の名前で、「骨髄性」白血病と「リンパ性」白血病は、異常な骨髄細胞の分化の方向で分類したものです。

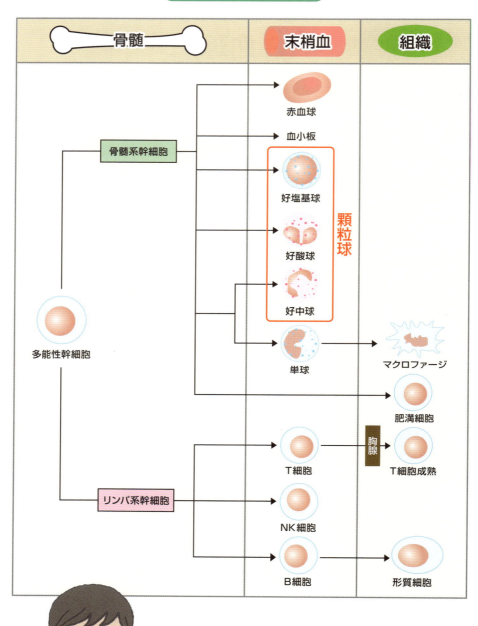

赤血球の一生と貧血との関係
（赤血球）

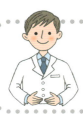
赤血球は酸素と結合するヘモグロビンを持ち、全身の細胞に酸素を運びます。赤血球が骨髄で生まれ、寿命が来て肝臓や脾臓で破壊される過程がわかると、貧血を起こす要素が理解できます。

赤血球の一生を知ると貧血を起こす要因がわかる

赤血球は、白血球や血小板とともに骨髄の幹細胞から分化し、腎臓から出る**エリスロポエチン**に刺激され、**ビタミンB$_{12}$**と**葉酸**の力を借りて赤芽球となります。同時に血球内部では**鉄**を含む色素（ヘム）とタンパク質から**ヘモグロビン**も合成されます。その後、脱核し末梢血中に赤血球として出て行きます。酸素を運び約120日で完全に役割を終えて肝臓と脾臓で白血球により破壊されます。このとき出る鉄は再利用され、ビリルビンは肝臓へ行き胆汁の成分になります。

このように鉄は体内で再利用されるので、鉄欠乏の原因は基本的に出血です。また、ビタミンB$_{12}$を腸で吸収するために**胃の内因子**が、鉄の吸収に胃酸が必要です。

赤血球の一生と貧血の原因となる要素

貧血とは：赤血球もしくはヘモグロビンの不足

貧血の原因となる要素

赤血球 → 骨髄　鉄　腎臓（エリスロポエチン）　（ビタミンB$_{12}$・鉄）　胃（内因子） → 肝臓　脾臓

120日後までに肝臓と脾臓で破壊される

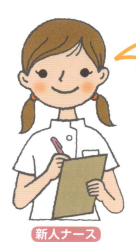
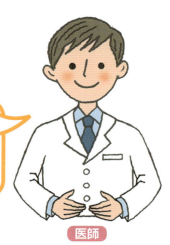

> 消化管出血、それから胃と腎臓の病気も貧血を起こす理由がわかりました。

> ところで、食事と関係なく血糖値を反映する糖化ヘモグロビン（HbA1c）が検査の1～2か月前の状態を表すのは、赤血球の入れ替わりの平均値だからです。

新人ナース

医師

---

column

小球性？ 大球性？ 低色素性？ （貧血の名前）

　貧血は赤血球もしくはヘモグロビン（Hb）が低下した状態なので、たとえ赤血球数が正常でも中のHbが少ない場合は貧血もあり得ます。Hbは鉄と結びつく赤い色素なので、**低色素性**貧血というのはHbが少ない貧血を表します（イメージとしては赤が薄い赤血球という感じです）。

　鉄欠乏ではHb合成が阻害されるので低色素性貧血になります。一方、**小球性**や**大球性**というのは赤血球の大きさを表し、鉄欠乏では赤血球が大きくなれず小球性となり、ビタミンB_{12}や葉酸欠乏では骨髄で細胞分裂が起きにくいため、1個が大きくなって大球性貧血になります（巨赤芽球性貧血）。ビタミンB_{12}や葉酸は粘膜や神経にも影響が強いので、欠乏すると舌炎や神経障害も起きます（亜急性連合脊髄変性症）。

血液が固まり、血栓が溶けるしくみ
（血小板と血液凝固）

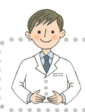

血小板は骨髄で生まれた細胞の断片で血管が傷つくと応急的に止血します。同時に血液凝固が起きますが、その後に血栓は溶解して元どおりになります。

血液が固まって溶けるまで

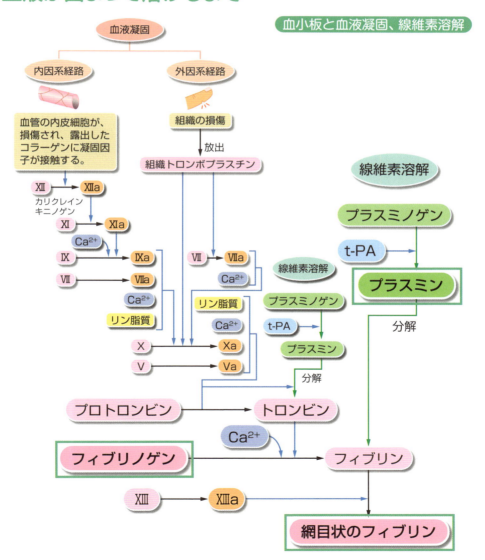

血小板と血液凝固、線維素溶解

血液凝固と血栓が溶けるしくみ

血液凝固

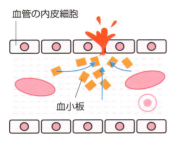

① 内皮細胞が壊れて出血が起きると、そこに血小板が集まって蓋をする

② さまざまな血液凝固因子が集結し、血漿タンパク質のフィブリノゲンが網目状のフィブリン（線維素）に変化して赤血球を絡め取る。
これが血の塊（血栓）の正体

線維素溶解（線溶）

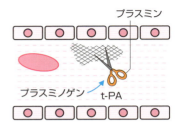

③ 血管の修復が終わると、血液中のプラスミノゲンがt-PAのはたらきでプラスミンに変化してフィブリン（線維素）を溶かして赤血球を解放し、血の塊は消える

まず、血管の**内皮細胞**が破壊されてむき出しになったコラーゲンが血液に触れると、血小板はそこに集まって止血し、血管収縮物質であるセロトニンを出して血流を減らします。

次に、血小板や傷ついた組織から出た物質によって血液凝固因子が次々と連続的な反応を起こし、血漿に溶けているタンパク質の**フィブリノゲン**を網のような**フィブリン**に変化させて赤血球をまとめ網の中に集めて血栓をつくります。

血管の修復が終わると、いつまでもそこに血の塊があってはまずいので、**t-PA**＊のはたらきでできたプラスミンがフィブリンを溶かして赤血球を再び放ちます。

- Ca^{2+}以外の血液凝固因子はすべてタンパク質で、プロトロンビンなど4種類は肝臓で**ビタミンK**を使って合成されます。そのため、肝臓病で出血傾向、ワルファリンなどのビタミンK拮抗薬が血栓溶解薬になります。
- 敗血症などで起こるDIC（播種性血管内凝固）では、多量に血栓ができて血液凝固因子は枯渇し、血栓を溶かすため線溶は亢進するので、名前に"凝固"がついていても出血傾向になります。

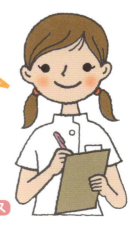

血管が切れてなくても内皮細胞が傷つくことで中に血栓ができるのですね。

新人ナース

＊ t-PA　脳梗塞などで血栓溶解薬として使われる。

からだを守るしくみ

生体防御にはいろいろな方法がありますが、
制御がきかないと害になることもあります。

生まれながらに持つ自然免疫
（からだを守るしくみ①）

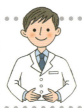

病原体など異物を体内に入れない、侵入した場合もすぐに反応して排除するしくみは生まれながらに備わっていて、自然免疫と呼ばれます。これは非自己と認識された異物であれば、無差別に戦う非特異的な生体防御です。

最前線の戦い（粘膜と皮膚の防御）

皮膚は角化した重層扁平上皮などで守られ、傷がなければ微生物の侵入を許しません。粘膜は皮膚と比較して感染に弱いものの、粘液はリゾチームなどの殺菌酵素を含み、消化管はさらに胃液などの消化液で殺菌し、気道は線毛や咳・くしゃみで異物を排除、尿路は無菌の尿で洗浄されます。また、膣内の乳酸菌（デーデルライン桿菌）をはじめ、皮膚も粘膜も病原性を持たない菌が定着して常在細菌叢という縄張りをつくり、他の菌の侵入を防いでいます。

第二の戦い（組織の中での防御）

病原体が皮膚や粘膜を乗り越えて体内に侵入した場合、細菌は白血球の**好中球**と**マクロファージ**が食作用（貪食）によって細胞内に取り込んで処理し、ウイルスに感染した細胞には**NK細胞**がとりついて細胞ごと破壊します。細菌の侵入や組織が傷害されたことによって起きる炎症や発熱も生体防御の反応で、炎症や発熱は病原体の活動を抑え、白血球の活動を促進します。

強力な獲得免疫が始まるまで数日かかるので、その間はこの自然免疫で体を守らなくてはなりません。

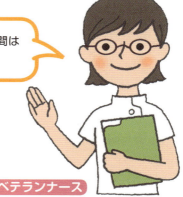

炎症は体を守るために起きる？

炎症は、病原体を取り除き、傷害された組織を早く回復させるための反応です。感染などで組織が傷害されると、壊れた組織から様々な生理活性物質（サイトカイン）が、肥満細胞からヒスタミンなどの炎症物質が放出されます。これらの物質により、血管は拡張し血流が増加して熱感や赤みが出て、毛細血管の透過性が高まり貪食をする好中球やマクロファージが血管外に出動し、血漿が組織に出るのでむくみや痛みが起きます。放出された発熱物質が脳の体温調節中枢に到達すると発熱が起き、病原体の増殖が抑えられます。こうした反応により、細菌が退治され、代謝が亢進して損傷した組織が回復に向かいます。

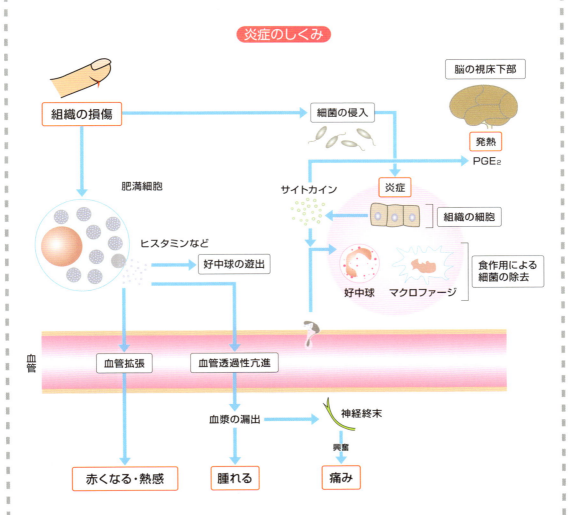

炎症のしくみ

これは本来、体を守るための反応なのですが、異物を排除しきれないまま炎症が拡大すると逆に組織が傷害されてしまうので、炎症を抑える治療も必要になります。

からだが経験してできる獲得免疫
(からだを守るしくみ②)

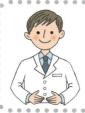
ある異物の抗原を認識してから体系的な戦闘を組み立て、特定の白血球や抗体で非常に強く戦うしくみを獲得免疫(特異的生体防御)といいます。初めての敵には発動に時間がかかりますが、記憶した相手には短時間で強く反応できます。

免疫のかなめはヘルパーT細胞

免疫という戦いの司令塔にあたるのが、リンパ球の**ヘルパーT細胞**です。ヘルパーT細胞は、マクロファージなどが貪食した細胞の断片を持ってくると、その特定の抗原を認識し、**細胞性免疫**と**液性免疫**という2種類の免疫のしくみを主導してその異物を排除するよう指揮します。

白血球の細胞が感染細胞を破壊する(細胞性免疫)

ヘルパーT細胞は特定の抗原を認識すると、いろいろな情報伝達物質(サイトカイン)を放出して命令し、マクロファージが活性化して殺菌が進み、細胞傷害性T細胞は特定のウイルスに感染した細胞にとりついてウイルスごと細胞を死なせます。これは細胞中心の免疫なので細胞性免疫といいます。

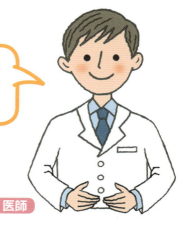

エイズを引き起こすウイルス(HIV)はヘルパーT細胞を殺すため、免疫が総崩れになってしまうのです。

医師

抗体で戦う多才な攻撃（液性免疫）

B細胞は自身で抗原を認識した上にヘルパーT細胞からの情報を受けると、活性化して増殖し、さらに形質細胞に分化して特定の異物を攻撃する**抗体**を大量に産生します。

抗体は、異物を不活性化（中和）し活動できなくさせ、マクロファージなどに貪食されやすくし（オプソニン化）、補体という血液中のタンパク質を活性化して細菌の膜を破壊するなど、様々な方法で敵を倒せる有効な武器です。このように抗体が中心となる免疫を液性免疫といいます。

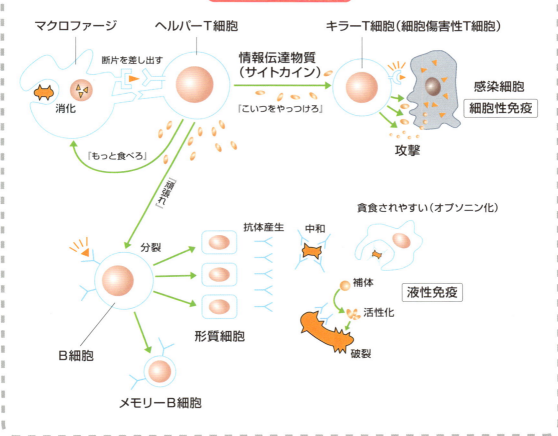

免疫がつくってどういうこと？（獲得免疫の記憶と予防接種）

獲得免疫は強力ですが、敵が侵入しても最初は発動に1週間くらいかかります。しかし、1部のT細胞とB細胞はメモリー細胞として敵の抗原を覚え、2度目に同じ病原体が来たときはすぐに大量の抗体をつくるなど素早くより強い獲得免疫を発動できます。予防接種は、弱毒化するなどした病原体の抗原（ワクチン）をあらかじめ体に入れて一度実践練習によって記憶させ、本当の病原体が来たときに自らの免疫で早く強くその病原体を除去する目的で行います。

白血球が集まるリンパ組織
（からだを守るしくみ③）

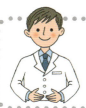

免疫を主導するリンパ球は骨髄や胸腺というリンパ組織で分化・成熟した後、別のいくつかのリンパ組織に移動し集り、非常時にそこで増殖し活動します。

いろいろなリンパ組織

骨髄や胸腺を出たリンパ球は、咽頭を守るワルダイエル輪という3対の**扁桃**の集まり、**脾臓**、腸の壁の内面にある**パイエル板**や気管内など粘膜にある**リンパ小節**、リンパ管の途中で関所的な役割を果たす**リンパ節**といったリンパ組織に常駐しつつ、血管やリンパ管を巡ってパトロールし、異物を見つけると戦います。

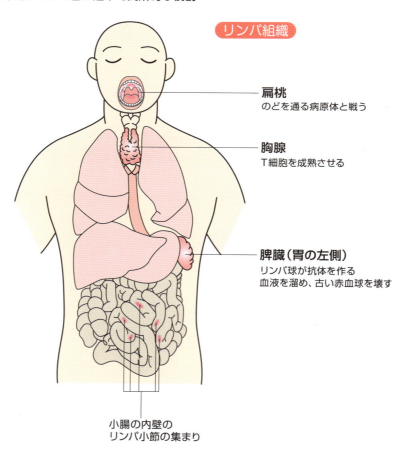

リンパ組織

扁桃
のどを通る病原体と戦う

胸腺
T細胞を成熟させる

脾臓（胃の左側）
リンパ球が抗体を作る
血液を溜め、古い赤血球を壊す

小腸の内壁の
リンパ小節の集まり

腫れると皮下に触れるリンパ節

　リンパ節は特定の部位に多く集まっています。深部では大血管や気管支や腸間膜などに沿って多くあります。頸部や腋窩や鼠径部などでは表層にもあるため、感染やがんの転移で腫れた場合に皮膚で触れることができます。

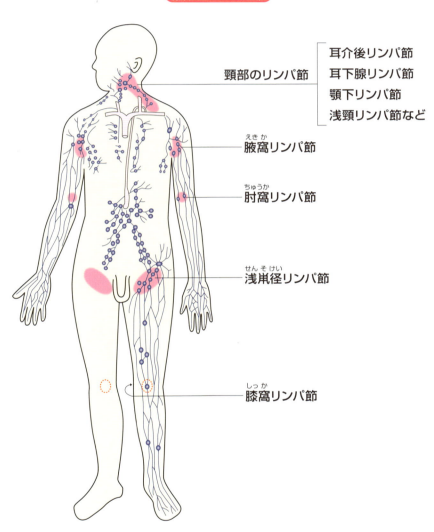

触れるリンパ節

頸部のリンパ節　耳介後リンパ節／耳下腺リンパ節／顎下リンパ節／浅頸リンパ節など

腋窩リンパ節

肘窩リンパ節

浅鼠径リンパ節

膝窩リンパ節

発熱と熱中症の違い
（からだを守るしくみ④）

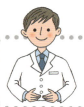

発熱は、脳の体温調節中枢が指令を出して体温を上げるしくみです。一方で、脳は体温を下げようとしてるのに高体温になるのがうつ熱です。

✚ 発熱は生体防御のひとつ

体温調節中枢は間脳の**視床下部**です。視床下部は、細菌の毒や組織破壊、免疫担当の白血球から出るサイトカインなど発熱物質の刺激で産生されたプロスタグランジン（PGE_2）を感知すると、体温のセットポイントを上げ、皮膚血管収縮などで放熱を防ぎ、ふるえ（戦慄）やホルモンにより産熱して体温を上げます。

発熱すると、代謝が活発になり壊れた組織の修復が進み、リンパ球は活性化し病原体の活動は鈍ります。長引くと痩せや脱水や中枢神経の変調を起こすこともありますが、発熱は基本的に生体防御のひとつです。原因が排除されると、脳はセットポイントを下げるので解熱へ向かい、発汗などの放熱が起きます。

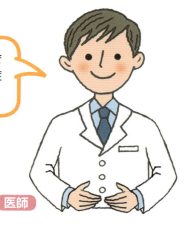

解熱剤はPGE_2の産生を抑制するだけで病原体を殺すわけではないので、感染症による発熱で安易に使うと逆に危険です。

医師

✚ 熱中症という障害を引き起こす「うつ熱」って何？

極度に暑い環境で、視床下部が発汗や血管拡張などで最大限の放熱を促し体温を下げようとしても**高体温**になった状態を**うつ熱**といいます。これは脳が積極的に体温を上げる発熱とは違い、体温調節がきかず非常に危険な状態です。体温が42℃を超えると死んでしまいます。解熱剤は効かないので、とにかく外部から冷やし、脱水に対処します。

アレルギーとは何か
（免疫の異常①）

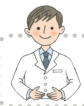

本来からだを守るはずの免疫もやりすぎると生体を傷つけてしまうことがあります。これがアレルギーで、起きるしくみによって4つに分類されます。

アレルゲンにすぐ反応するアレルギーのしくみ（I型）

アレルギー性の鼻炎や気管支喘息、食物アレルギーといったおなじみのアレルギーはほとんどがこのタイプです。抗原に接してから数分〜数10分と比較的すぐ反応が起きるので即時型アレルギーともいいます。

第1段階：ある抗原（アレルゲン）が侵入したときにヘルパーT細胞（Th2）の指令でB細胞がそれに対応する抗体 **IgE** をつくります。その後、そのIgEは皮膚や粘膜など組織中にいる **肥満細胞** に結合します。

第2段階：同じ抗原が再び侵入してIgEに結合すると、肥満細胞はヒスタミンなど様々な情報伝達物質（ケミカルメディエーター）を次々と放出し、血管拡張や平滑筋収縮などいろいろな炎症反応が起きます。

即時型アレルギーの起きるしくみ

①特定の抗原が侵入しIgE抗体がつくられ、そのIgE抗体が肥満細胞に結合

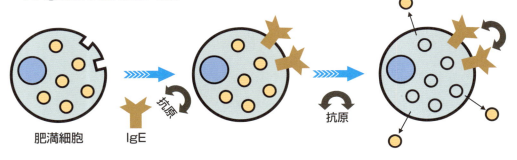

②同じ抗原が侵入し肥満細胞と結合したIgE抗体と結合すると、肥満細胞はヒスタミンなどの炎症物質を放出

即時型アレルギーはアナフィラキシーショックに注意！

重い食物アレルギーや蜂に2回目に刺されるなどでⅠ型アレルギーが激烈に起きた場合、全身の血管拡張による**血圧低下**や気管支平滑筋の収縮と喉頭の浮腫による**呼吸困難**などが起きる**アナフィラキシーショック**となります。命に関わるので、すばやいエピネフリン（アドレナリン）投与による循環と呼吸の改善が重要です。

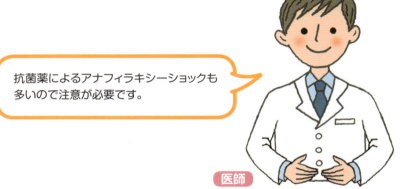

抗菌薬によるアナフィラキシーショックも多いので注意が必要です。

医師

不適合輸血や重症筋無力症もアレルギーの一種（Ⅱ型）

Ⅱ型アレルギーは、異型輸血による溶血や抗アセチルコリン受容体抗体による重症筋無力症など、自分の細胞表面の抗原に自己抗体が結合した結果起きる反応により組織が傷害されるものです。甲状腺のバセドウ病や橋本病もこのタイプです（本文46ページ参照）。

敗血症性ショックははじめ温かくやがて冷たく（ウォーム・ショックとコールド・ショック）

急激な末梢循環不全と血圧低下で組織が機能不全となるのが「**ショック**」です。病原体の刺激で全身に激しい炎症反応が起きると、過剰なサイトカインによる様々な反応で多臓器が傷害される**敗血症**（はいけつしょう）となり、悪化すると輸液などでも改善しない循環不全、つまり、**敗血症性ショック**が起きます。このとき、全身の血管が拡張し血液低下を補うために心拍出量が増大するので皮膚は温かくなります。しかし進行すると、やがて心拍出量も減って、今度は冷たくなり、さらなる循環不全になります。

アレルギーで起きる腎炎もある（Ⅲ型）

　Ⅲ型アレルギーは免疫反応でできた抗原と抗体の結合物である**免疫複合体**が特定の組織に沈着し、そこで起きる過剰な免疫により組織が傷害される状態です。腎臓の糸球体は細い血管でこうしたことが起きやすく、ループス腎炎やA群β溶連菌感染後2週間後くらいに起きる急性糸球体腎炎はアレルギーなのです。

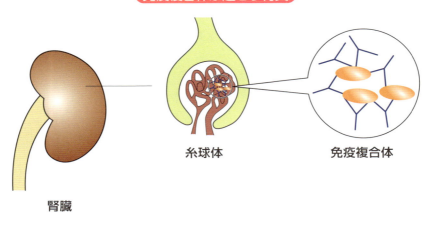

免疫複合体が起こす腎炎

腎臓　　糸球体　　免疫複合体

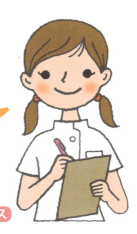

きっかけが溶連菌感染でも、アレルギーが原因だから抗菌薬を使わないこともあるのですね。

新人ナース

抗体が関わらない遅延型アレルギー（Ⅳ型）

　化粧品やウルシかぶれなどの接触性皮膚炎や結核菌感染（あるいはBCG接種）後のツベルクリン反応などは、かつて侵入した抗原を記憶したT細胞が、再びやってきた抗原に反応して様々なサイトカインを放出して起きる炎症です。症状が出るまでに時間がかかり（24時間以上）、**細胞性免疫**によるので、抗体は関わりません。

自己免疫疾患とはどういうもの？
（免疫の異常②）

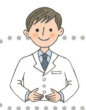

本来は異物だけを攻撃するはずの免疫が、自己の細胞や組織を敵とみなして抗体を作って攻撃し、組織を傷害するのが自己免疫疾患です。

自己免疫疾患とはどういうもの？

免疫をになうT細胞は胸腺で、B細胞は骨髄で、自己と非自己を区別し非自己は攻撃しても自己には寛容という性質を身につけるはずですが、何らかの理由で自己を異物として認識するリンパ球が生まれます。これらは自己に対する抗体（**自己抗体**）を作り、標的となった組織は攻撃されて様々な障害を起こします。

甲状腺（バセドウ病や橋本病）、**膵島**＊（1型糖尿病）やアセチルコリン受容体（重症筋無力症）のように自己抗体が特定の臓器や細胞のみ攻撃する自己免疫疾患と、全身性エリテマトーデス（SLE）、関節リウマチ、多発性筋炎、強皮症など、全身にある細胞や組織が標的になる全身性の自己免疫疾患があります。**膠原病**というのは、自己免疫疾患において全身の結合組織が標的になった場合です。

正常

TSH / TSH受容体 / 甲状腺

甲状腺ホルモンを必要に応じて分泌

バセドウ病

TSH受容体抗体 / TSH受容体 / T4 / T3

甲状腺刺激ホルモン（TSH）が結び付く場所にTSH受容体抗体ができて甲状腺を刺激するために、甲状腺ホルモン（T3、T4）が過剰に分泌されてしまう

橋本病

抗TPO抗体、抗Tg抗体 / Tg / TPO

細胞内の甲状腺ホルモンの元（サイログロブリン、Tg）や甲状腺ホルモンを作る酵素（TPO）を攻撃する抗体ができて甲状腺が壊れ、甲状腺ホルモンが減ってしまう

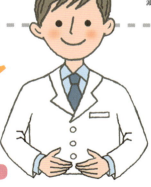

膠原病のスクリーニングに使う「抗核抗体」というのは、細胞核に対するいろいろな自己抗体のことです。

医師

＊膵島　「ランゲルハンス島」とも呼ばれる。

血液の流れのしくみ（循環器）

心臓のポンプ機能と全身の血管やリンパ管を
理解すると循環の問題が理解できます。

体循環と肺循環をしっかり理解する
（循環とは）

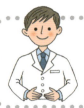
肺循環は心臓と肺とのやりとりですが、肺の細胞に血液を供給しているわけではありません。体循環は全身の組織と心臓とのやりとりですが、その組織には肺や心臓の細胞も含まれます。違いをしっかり理解しましょう。

肺循環とは

　心臓の右心室から肺動脈で送り出された酸素の少ない静脈血が、肺胞で外気とガス交換して酸素の多い動脈血になり、肺静脈で左心房に戻る循環です。中の血液とは関係なく、心臓から出る血管は**動脈**、心臓に入る血管は**静脈**と呼ぶので、肺循環では動脈の中を静脈血が、静脈の中を動脈血が流れます。

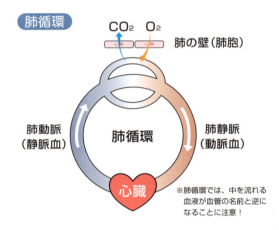

※肺循環では、中を流れる血液が血管の名前と逆になることに注意！

体循環とは

　左心室から動脈血が動脈で運ばれて全身の組織に酸素や栄養などを供給した後に静脈血が静脈で右心房に戻る循環です。このとき、血液を送る相手が心臓の組織ならその直前の動脈は冠状動脈、肺の組織なら気管支動脈です。これらは肺動脈という肺循環の機能動脈と区別して「**栄養動脈**」といいます。

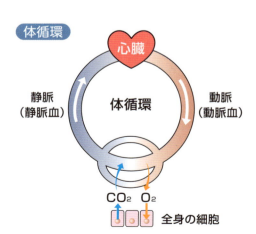

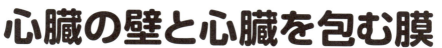

心臓の壁と心臓を包む膜
（心臓の構造とはたらき①）

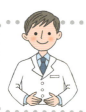

心臓は袋状の心膜とその外側の丈夫な線維の膜に包まれます。3層の心臓壁とは、心膜液とはどこの液体を指すのか、用語の表す構造を理解しましょう。

心臓の壁と心膜の関係

心臓は左右の肺の間の空間（縦隔）にあり、その壁は内側から、心内膜・心筋層・心外膜の3層です。**心内膜**は内部では突き出て**弁**ともなり、心臓の外に続く血管の内膜につながります。心臓は肺と同様に閉じた袋状の漿膜である心膜に包まれますが、**心外膜**は心膜の心臓側だけを指します。心膜の内部である心膜腔には少量の漿液（心膜液、心嚢液）が入っていて心臓の動きによる摩擦を軽減しています。壁側心膜はさらに心嚢という丈夫な線維の膜に覆われます。

心破裂による出血や心膜炎などで心膜液が急に増えてたまった場合、心臓が拡張できなくなり心不全を起こします。これが「**心タンポナーデ**」で、心膜穿刺ですぐに排液しなければなりません。

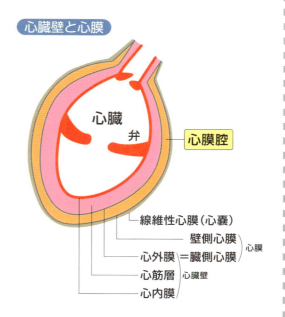

心臓壁と心膜

「心内膜炎」が心臓内部の弁や血流や血栓と関わること、「心膜炎」は心臓の外側の問題だから胸痛が出やすいことがわかりました。

新人ナース

右心と左心の役割
（心臓の構造とはたらき②）

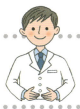

心房は血液が静脈で戻る部屋、心室は血液が動脈で出ていく部屋です。そして、右心房と右心室には静脈血が、左心房と左心室には動脈血が流れます。

心臓の構造と血液の流れ

全身からの静脈血は上・下大静脈から右心房に戻り、右心室を経て肺動脈で肺へ行き、ガス交換して動脈血になった後に肺静脈で左心房に入り、左心室から大動脈で再び全身に送られます。右心は静脈血を肺へ、左心は動脈血を全身へ送るのが役目です。

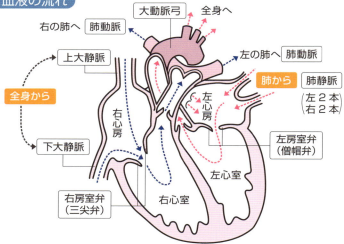

心臓の構造と血液の流れ

心不全−左と右の違いは？（手前はうっ血、先は虚血）

心不全とは心臓が充分な血液を送り出せない状態で、手前の静脈の流れが滞り（うっ血）、血液が送られる先の組織への血液供給は低下します（虚血）。**左心不全**では、手前の肺がうっ血し呼吸困難で起座呼吸などがみられ、全身の組織は虚血しチアノーゼなどが起きます。**右心不全**では大静脈がうっ血（中心静脈圧が上昇）するので、頸静脈の怒張、肝腫大、全身の浮腫などが起きます。実際は左心不全と右心不全が合併した場合が多いです。

心臓の弁と弁膜症
（心臓の構造とはたらき③）

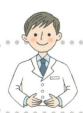

心臓の内部には、心房と心室の間に房室弁、大動脈の手前に動脈弁が左右それぞれにあり、この4つの弁が血液の逆流を防いでいます。

心臓の4つの弁

心房と心室の間には房室弁（右は三尖弁、左は僧帽弁）があり、乳頭筋と腱索で反転しないようにしながら心室に血液が充満すると閉じるようになっています。動脈の手前にある右心の肺動脈弁と左心の大動脈弁は半月弁といって、半月形のポケットの中に血液が入ると閉じるしくみです。

流れにくい「狭窄症」と逆流する「閉鎖不全」（心臓弁膜症）

弁が狭窄すれば血液の流れが妨げられて上流側が**うっ血**し、弁がきちんと閉じないと血液は**逆流**します。僧帽弁の狭窄症では左心房が拡大し肺うっ血で呼吸困難、閉鎖不全では弁が閉じるはずの収縮期に逆流による心雑音が聞こえます。大動脈弁の狭窄症では左心室が肥大し収縮期に狭い通路を通る血液の雑音が聞こえ、閉鎖不全では拡張期に逆流で心雑音がして、左室に負荷がかかるので心肥大を起こします。

> 心音のⅠ音は房室弁の閉じる音、Ⅱ音は動脈弁の閉じる音なので、Ⅰ音とⅡ音の間が心室の収縮期です。

心臓の弁

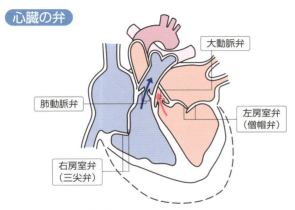

収縮期（房室弁は閉じ動脈弁は開く）

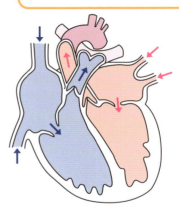

拡張期（房室弁は開き動脈弁は閉じる）

心臓を養う冠状動脈
（心臓の栄養動脈）

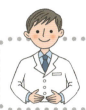

心筋に栄養や酸素を送る冠状動脈（冠動脈）は実質3本で、それぞれが養う心臓の部位はある程度決まっています。

冠動脈の3本の枝とそれぞれが養う心臓の部位

　冠動脈は、大動脈の起始部から左右1本ずつ出発し、**右冠動脈**と左冠動脈からすぐに分かれる**左前下行枝**と**左回旋枝**の3本が主な本幹となります。右冠動脈から出る枝は右心房と右心室、左室下壁と心室中隔の一部を、左前下行枝は左室の前壁と心室中隔と心尖を、左回旋枝は左室の側壁と後壁を主に養います。

　冠動脈は吻合が少ない**終動脈**なので、血液が流れないと各枝の養う領域（灌流域）に障害が出て**狭心症**となり、深刻な場合はその部位の細胞が壊死する**心筋梗塞**となります。

3本の冠動脈とその灌流域

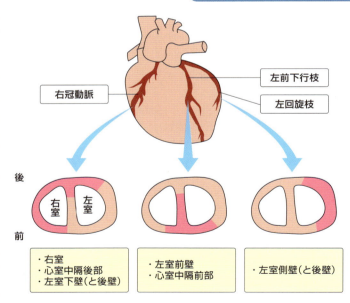

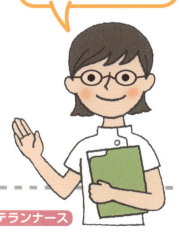

右室にも前後などの面はありますが、心筋梗塞などでいう前壁や後壁などの「壁」はすべて左室の壁を指します。

ベテランナース

心臓の収縮と負荷
（心臓の収縮①）

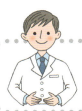

心臓が血液を押し出す仕事をどれだけこなせるかには、心臓の収縮力、収縮前と収縮後それぞれの心臓の負担、心室の拡張しやすさが関わります。

➕ 心臓が弱ると大きくなる理由（2つの心筋症を理解する）

心室の壁は大きく引き伸ばされるほど、より強く収縮するという性質があります（スターリングの法則）。そのため、心臓は収縮力が落ちると、代償的に心筋が拡張し血液をより多く溜めて収縮するようになります（**拡張型心筋症**など）。また、収縮力に問題がなくても心室が硬くなるなどして拡張しにくくなっても、しばらくは無理に壁を伸ばして血液をたくさん入れて1回拍出量を保とうとします（**肥大型心筋症**など）。どちらも長期に続くと心不全になります。

➕ 心臓に負担をかける要因（前負荷と後負荷）

心臓は、収縮前に心室に入る血液が多いほど、収縮後に末梢血管の抵抗が大きいほど、頑張って収縮しなくてはなりません。このそれぞれの負担を**前負荷、後負荷**といいます。慢性的に大きな前負荷がかかると心臓は拡張し、大きな後負荷がかかり続けると心肥大が起きます。

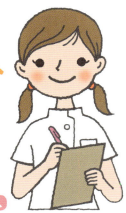

上半身を起こすと心臓に戻る血液が減るから前負荷が減って心臓が楽になるんですね。

新人ナース

心臓がリズミカルに動くしくみ
（心臓の収縮②）

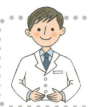

心臓が血液を送り出すポンプとしての機能を果たせるのは、特殊心筋から発せられる号令により心房や心室の心筋が一丸となって規則正しく動くからです。

心房と心室がそれぞれ収縮するための指令系統（刺激伝導系）

心筋は**自動能**という自分で収縮する能力がありますが、血液をためて押し出すためには、心筋がそろって規則的に収縮する必要があります。その指令を出すのが**特殊心筋**のグループで、筆頭が右心房の上部にある洞［房］結節です。洞結節は**ペースメーカー**として絶えず一定のリズムで命令を出し、その刺激で心房が興奮して収縮し、心房の興奮が右心房の下部にある房室結節に到達すると、ヒス束→右脚・左脚→プルキンエ線維という一連の特殊心筋の中を刺激が伝わり、今度は心室の筋が興奮し一体となって収縮します。

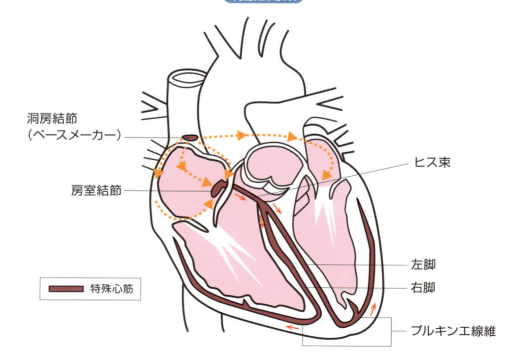

心電図でわかる刺激伝導系と心筋の興奮の関係

心電図は刺激伝導系の興奮の伝わり方と心筋の興奮を電気的に見るものです。前額面（Ⅰ、Ⅱ、ⅢとaV$_R$, aV$_L$, aV$_F$）と水平面（V$_1$～V$_6$）合計12方向から見て心臓内の電気の伝わり方を空間的に把握します。

P波は洞結節指令後の心房の興奮と収縮を表し、その後刺激がプルキンエ線維を伝わり心室全体が興奮・収縮を開始すると**QRS波**が現れ、心室の興奮終了時に**T波**が出ます。

▼心電図

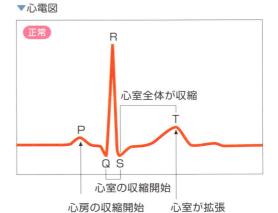

いろいろな不整脈

刺激伝導系に問題があり心拍数やリズムが異常になるのが不整脈です。洞結節や他の心筋の過剰な興奮などで刺激が強すぎたり逆に弱くなったりして頻脈や徐脈や期外収縮が起きる、刺激伝導系の経路が途中で遮断される伝導ブロック、何らかの理由ですでに興奮済みの心筋に刺激が逆方向に再度伝わって興奮がぐるぐる繰り返す（リエントリー）による頻脈など、いろいろなケースがあります。心室細動は心電図で不規則でめちゃくちゃな波になり、心房細動ではP波が消失します。

▼不整脈の例（心電図）

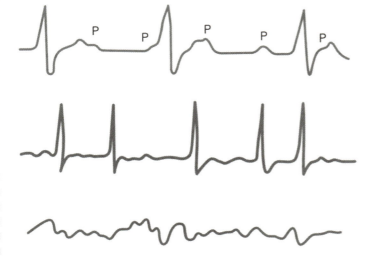

完全房室ブロック
心房の興奮（P波）と心室の興奮（QRS波）がまったく無関係。

心房細動の例
P波が見られず、不規則な波型。

心室細動
心室収縮のリズムや大きさが完全に乱れている。

恐ろしい不整脈（心室細動と心房細動）

　細動とは、心筋が無秩序に細かく収縮してポンプの機能を果たせなくなっている状態です。**心室細動**では血液を送り出せないのですぐに除細動しないと死んでしまいます。**心房細動**の場合は、心室の拡張により心房から心室へ血液を引き込めるので、リズムがおかしくなるとはいえ、すぐ死につながるわけではありません。しかし、血液の流れが乱れるために左心房で**血栓**ができて全身にとび、脳や腸間膜や腎臓や四肢の動脈に詰まる塞栓症を起こしやすくなります。脳梗塞の1/3がこうした**心原性脳塞栓症**です。

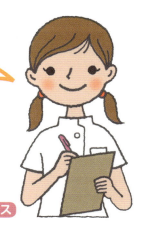

心臓のせいで脳梗塞が起きることも多いのですね。

新人ナース

column
薬のヒント

　アドレナリンの作用は受容体によって違います（本文142ページ参照）。例えば、$α_1$受容体は血管収縮、$β_1$受容体は心機能亢進作用があるのでα遮断薬やβ遮断薬は降圧薬になりますが、$β_2$受容体は気管支拡張作用があるのでβ遮断薬は喘息患者には**禁忌**となります。

血圧を決めるもの
（血圧の調節）

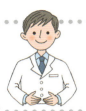

血圧は「心臓がどれだけの量の血液を時間内に押し出すか」、そして押し出された「血液が血管の中をどれだけ流れやすいか」の2つの要素で決まります。

✚ 血圧を変動させる要因を考えよう

血圧＝心拍出量×末梢血管抵抗

血圧は血液が動脈の壁を圧す力で、心臓が1分間に押し出す血液の量（**心拍出量**）と血管の流れやすさ（**末梢血管抵抗**）で決まります。心拍出量は循環血液量、心臓の収縮力、心拍数で変動し、血管抵抗は動脈の壁の弾力や内腔の広さ、血液の粘度で決まります。ですから、血圧が上下する理由は、心拍出量と血管抵抗をそれぞれ上下させる要因を考えます。例えば、利尿や出血で血液量が減れば心拍出量が減るので血圧低下、緊張で交感神経がはたらき心臓の収縮力が上がれば心拍出量が増えるので血圧上昇、塩分が多いと水を引き込み血漿量が増え心拍出量が上がり血圧上昇、寒くて血管収縮すれば末梢血管抵抗が上がるので血圧上昇、脱水で血液が粘れば抵抗が上がって血圧上昇…というふうに考えていきます。

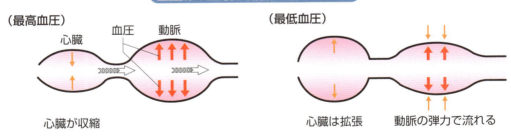

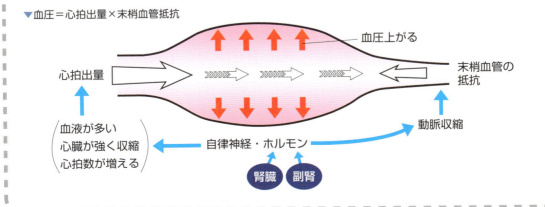

血圧の「上」と「下」の考え方

最高血圧＝最低血圧＋脈圧

血圧は心臓の動きに対応して収縮期血圧（最大血圧）と拡張期血圧（最低血圧）があり、その差が**脈圧**です。最低血圧は拡張期に動脈内に充満している血液の量を反映するので、細動脈の収縮（手前の動脈に血液がたまる）や心拍数の増加（どんどん血液を送る）で上がります。脈圧は正常ならほぼ一定ですが、1回拍出量が上がるか動脈壁の弾力が下がると増加します。最高血圧は最低血圧に脈圧が加わった要素を計測していると考えます。

> 動脈硬化が進むと、大動脈が硬く拡がりにくいので抵抗で収縮期血圧は上がりますが、末梢血管は弾力を失い土管のように血液が流れるので最低血圧は逆に下がります。これが高齢者で脈圧が上がる原因です。

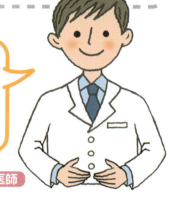

医師

血圧を調節するホルモンと自律神経、脳と血管と腎臓

血圧を一定範囲内に保つために、心臓の心拍数や1回拍出量の調節、利尿の増減による体液量の調節や血管の収縮・拡張が行われます。そこではたらくのは**自律神経**と**ホルモン**で、それらの調節に深く関わる臓器は**脳**と**血管**と**腎臓**です。脳の延髄は頸動脈や大動脈弓にある圧受容器や化学受容器からの血圧やPaO_2の変動情報で自律神経を通じて血圧を上下させます。腎臓は血流量が下がると血圧を上げる非常に強力かつ長期に続くシステムであるレニン−アンギオテンシン−アルドステロン系を発動します（本文95ページ参照）。

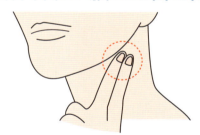

圧受容器（頸動脈洞）は血圧の上昇を脳に伝える

  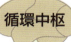

▼血圧の調節に関わるホルモンの例と自律神経

心拍出量＝1回拍出量×心拍数				末梢血管抵抗	
体液量の調節		心機能の調節		血管収縮 （血圧上昇）	血管拡張 （血圧低下）
抗利尿 （血圧上昇）	利尿 （血圧低下）	亢進 （血圧上昇）	低下 （血圧低下）		
アルドステロン 抗利尿ホルモン コルチゾール	ANPとBNP （心臓が出す ホルモン）	交感神経 カテコラミン	迷走神経 （副交感神経）	交感神経 カテコラミン アンギオテンシンⅡ セロトニン	内皮細胞が出す物質 一酸化窒素（NO） プロスタグランジンI_2 ヒスタミン（炎症物質）

※カテコラミン（カテコールアミン）はノルアドレナリンとアドレナリン

動脈と静脈の壁の問題
（末梢の循環①）

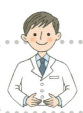

組織と物質をやりとりする毛細血管は1層の内皮細胞と基底膜からなりますが、血液の運搬のみを行う動脈と静脈の壁は3層でできています。

➕ 動脈硬化のカギは内皮細胞、血流調節は中膜（動脈の壁を知ろう）

動脈壁は、単層の**内皮細胞**からなる内膜、**平滑筋**と**弾性線維**で血流調節を担う厚い中膜、外膜の3層です。

動脈硬化とは、内皮細胞が傷ついたために内膜内に侵入したコレステロールと白血球が形を変え、その残骸が集積した塊（アテローム）ができた状態で、血管の内腔が狭まり壁が弾力を失うため、血液が流れにくい、詰まる、切れやすい状態となります。また、内皮細胞が傷害されているので血栓もできやすくなっています。動脈の壁に弱い部分があると、そこはふくらんで**動脈瘤**となり、高血圧が続くと破裂の危険があります。内膜の亀裂から血液が侵入し一定範囲で**中膜**が2層に剥離した状態が**大動脈解離**です。

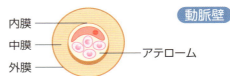

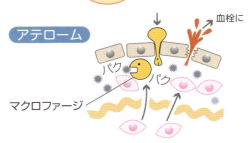

内膜の中に侵入したマクロファージがコレステロールを食べてブクブクになり、コレステロールの結晶とともに脂肪の塊（アテローム）をつくり、動脈の内腔が狭まる。内皮細胞が壊れれば、そこに血の塊（血栓）ができる。

➕ 静脈は圧されて流れる（静脈の壁と弁）

静脈も動脈と壁の構成は同じ3層ですが、動脈と比べて中膜が非常に薄く血液が透けて青く見えるほどです。動脈のように心臓のポンプ圧や強い壁の弾力で流れないため、逆流防止の**弁**を備えることで周囲から圧されて心臓へ戻る流れ（**静脈還流**）が促進するようになっています。主に筋肉の動きが圧す力（筋ポンプ）となりますが、呼吸によって血液を胸郭内に吸い上げるしくみもあります（呼吸ポンプ）。

弁が機能しなくなった部位は血液がうっ滞し静脈は蛇行しふくらむので**静脈瘤**ができ、血栓もできやすくなります。静脈瘤は血液を上位の遠い心臓に流すという負担の重い下肢の静脈によく起きます。

動脈と静脈のおもな枝
（末梢の循環②）

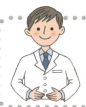

全身に血液を送る大動脈とその枝は必ずしも左右対称ではありません。深部静脈はたいてい動脈と並走しますが、胸部や頸部では動脈とは違う走行です。

✚ 左右非対称や無対の枝もある（大動脈とその枝のキホン）

強い圧力で血液を運ぶ大動脈は基本的に深部を流れますが、頸や手首や鼠径部など数カ所で皮下を通るためそこで脈を触れます。大動脈弓の主な枝は、右は腕頭動脈1本、左は頭頸部へ行く総頸動脈と上肢へ行く鎖骨下動脈と初めから2本に分かれています。内頸動脈は脳内に行くので眼動脈以外の枝を出しません。横隔膜より下の腹大動脈から出る3本の無対の枝（腹腔動脈と上・下腸間膜動脈）は消化器に行き、腸の位置ではなく消化管の流れの順序に分布します。外腸骨動脈は骨盤外に出て下肢を支配します。

動脈の流れ

- 浅側頭動脈
- 顔面動脈
- 右総頸動脈
- 右鎖骨下動脈
- 腕頭動脈
- 腋窩動脈
- 上腕動脈
- 橈骨動脈（とうこつ）
- 尺骨動脈
- 横隔膜
- 内頸動脈（脳へ）
- 外頸動脈
- 左総頸動脈
- 左鎖骨下動脈
- 大動脈弓
- 上行大動脈
- 胸大動脈
- 胃腸などへ行く対にならない血管
- 腹大動脈
- 総腸骨動脈
- 外腸骨動脈
- 内腸骨動脈
- 大腿動脈
- 膝窩動脈（しっか）（膝の後ろ）
- 前脛骨動脈
- 後脛骨動脈
- 足背動脈

※胃腸など消化器への枝は、腹大動脈の前から3本、腹腔動脈、上腸間膜動脈、下腸間膜動脈

図中のポイント（★）は脈拍の触れる部位

静脈の流れのキホン

　静脈には動脈と違い表層を流れる**皮静脈**(ひじょうみゃく)の経路もありますが、皮静脈はいずれ**深部静脈**に合流します。深部静脈は心臓の近くを除き多くが同名の動脈と並走します。全身の血液は最終的に上大静脈と下大静脈で心臓に戻るので、胸腔内のこれら太い上・下大静脈を臨床で**中心静脈**と呼びます。

　左右対称に内頸静脈と鎖骨下静脈が腕頭静脈に合流する部位が**静脈角**(じょうみゃくかく)で、ここでリンパ管が最終的に血管に注ぎこみます。深部静脈にできた血栓が移動し、大静脈から心臓を経て肺動脈の細い枝に詰まると**肺血栓塞栓症**(はいけっせんそくせんしょう)が起きます。

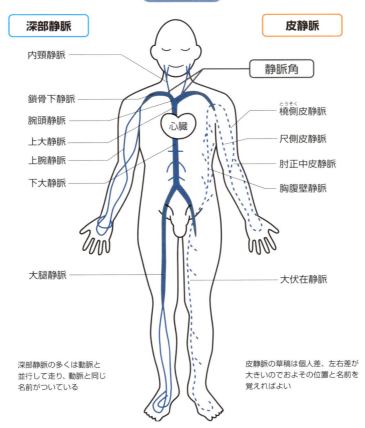

静脈の流れ

深部静脈：内頸静脈、鎖骨下静脈、腕頭静脈、上大静脈、上腕静脈、下大静脈、大腿静脈

皮静脈：静脈角、橈側皮静脈(とうそく)、尺側皮静脈、肘正中皮静脈、胸腹壁静脈、大伏在静脈

深部静脈の多くは動脈と並行して走り、動脈と同じ名前がついている

皮静脈の走稿は個人差、左右差が大きいのでおよその位置と名前を覚えればよい

リンパの流れのキホン
（末梢の循環③）

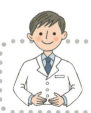

間質液や組織中の大きな物質を血液のルートに流し込むリンパの流れは左右非対称です。がんのリンパ行性転移も同じ経路を取っていきます。

リンパの役割と静脈に流れ込むまでの経路

毛細血管へ直接入らない間質液やタンパク質などの大きな分子はリンパ管に入り、途中のリンパ節で異物を取り除かれながら最終的に静脈に合流します。右上半身のリンパは右静脈角で、それ以外はすべて左静脈角で静脈に注ぎます。太いリンパ管には静脈と同様に弁があり、圧されると流れるしくみがあります。

小腸で吸収された脂肪はリンパ管を経て血液に入るため、腸から乳び槽のリンパは白濁しています。

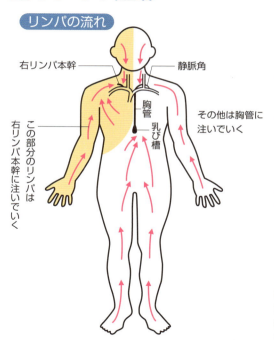

リンパの流れ
右リンパ本幹
静脈角
胸管
乳び槽
この部分のリンパは右リンパ本幹に注いでいく
その他は胸管に注いでいく

リンパの流れとがんの転移

がん細胞が原発巣を出てリンパ管に侵入し最初に到達するリンパ節が**センチネルリンパ節**で、乳がんなどではここにがん細胞があるかでリンパ行性転移が起きていないか調べます。がんがリンパ節を次々と突破し静脈角まで到達すると血行性の転移も起きるので深刻です。胸部や腹部のリンパ管は基本的に左静脈角に向かうので、胃がんなど腹部内臓のがんは最終的に左鎖骨上部のリンパ節に転移します（**ウィルヒョウ転移**）。

酸素や二酸化炭素を運ぶ
しくみ（呼吸器）

空気が肺に到達し、血液と無事ガス交換できる
までにはいろいろなしくみが関わります。

上気道と鼻腔・副鼻腔のはたらき
（上気道のしくみ①）

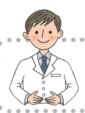

上気道という鼻腔から喉頭までの空気の通り道は、いろいろな生体防御のしくみを持ち、下気道である気管や気管支に行く空気を良い状態にします。

上気道の防御システム

体内に入る空気が最初に通過する**鼻腔**から**喉頭**までが上気道です。空気中の異物は鼻毛や粘液で捉え、くしゃみで排出して防御します。咽頭では3対の扁桃（ワルダイエルの咽頭輪）で白血球が病原体と戦います。鼻炎、副鼻腔炎や扁桃炎、咽の痛みや咳嗽（咳）の症状を起こすかぜ症候群は上気道感染です。

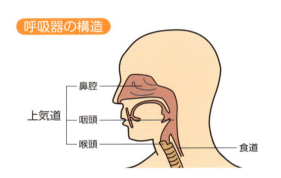

呼吸器の構造

「副鼻腔」は鼻腔とつながる空間

鼻腔の外側面は上・中・下の甲介が突き出し鼻腔の表面積を大きくしている上に、周辺の骨（上顎骨、前頭骨、蝶形骨、篩骨）の中は空洞で、その内面も鼻腔の粘膜がそのまま連続しておおい、**副鼻腔**という空間をつくっているので、鼻に入った空気は非常に広い粘膜の面に触れます。粘膜は粘液で防御するだけでなく、豊富な毛細血管で空気を温め加湿し、冷たく乾いた空気が気管に入るのを防ぎます。**上顎洞**は歯周炎などで口腔から菌が入って炎症を起こすこともあり、出口が空間の上部（中鼻道）にあるので、特に炎症で膿がたまりやすくなっています。

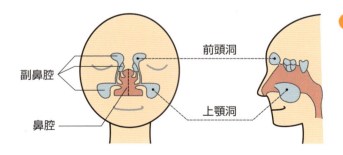

鼻腔と副鼻腔

鼻腔は副鼻腔とつながってとても広い空間をつくる

声をつくり出す喉頭のキホン
（上気道のしくみ②）

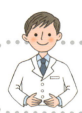

のど仏の位置にある喉頭では、筋肉が神経の指令で軟骨と内部のヒダを動かし、ヒダの間の声門の開閉と通過する空気の振動で声をつくります。

✚ 喉頭と声がつくられるしくみ

のどで目立つのは甲状軟骨とその下の輪状軟骨ですが、喉頭ではその他にもいくつか軟骨が組み合わさり、内面には声帯ヒダという中に骨格筋や靱帯を入れた粘膜が飛び出ています。神経の指令で喉頭の筋が動き、軟骨の動きとともに声帯ヒダの後方が左右に開閉し、呼気が間に流れることでヒダが振動し声が生まれ（発声）、その後、咽頭と口腔の形を変え、舌や唇の動きをつくって様々な音をつくります（構音）。

✚ 喉頭の筋肉を動かす反回神経

喉頭の筋肉を支配する**反回神経**は、脳神経の一つである迷走神経の枝ですが、いったん下に行き左は大動脈弓、右は鎖骨下動脈でターンして上の喉頭を支配する回りくどいルートをとるため、喉頭だけでなく、甲状腺の手術や肺がんや大動脈瘤など胸部の問題で障害されて声がかすれること（嗄声）があります。

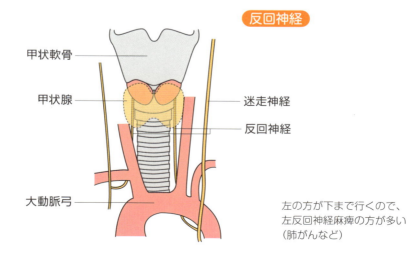

反回神経

甲状軟骨
甲状腺
大動脈弓
迷走神経
反回神経

左の方が下まで行くので、
左反回神経麻痺の方が多い
（肺がんなど）

気管と気管支と肺のキホン
（下気道と肺）

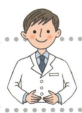

気管から気管支の末端にある肺胞までが下気道です。細かく枝分かれした気管支と肺胞を包み込む結合組織を合わせて肺ができています。

➕ 気管と気管支の生体防御

気管は、後面の食道に接する面を除き、枝分かれした気管支が細気管支となるまで**軟骨**で保護されています。気管と気管支の上皮には**線毛**があり、分泌した粘液で埃や異物を絡め取って線毛の動きと咳によって排出します。末端は袋状の**肺胞**の集まりとなり、ここで毛細血管とガス交換が行われます。肺胞付近の細気管支には線毛がないので、ここに異物や菌が到達すると排除しにくく炎症を起こしやすくなります。

➕ 「肺炎」と「間質性肺炎」は何が違うの？

肺は、細かく枝分かれした気管支とその末端の肺胞、それらを包む血管や結合組織でできています。気管支の枝分かれの区画により、右肺は上・中・下の3葉、左肺は上・下の2葉に分かれます。気管支の感染（気管支炎）が肺胞まで及んだのが**肺炎**です。一方、**間質性肺炎**は、肺胞の壁側の問題で、肺炎のように外から来た空気中の病原体ではなく体内の免疫反応による炎症で、進行すると間質の線維化が起きます。

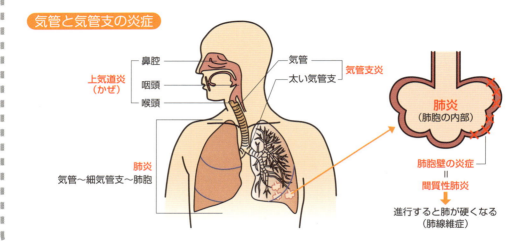

気管と気管支の炎症

肺をつつむ胸膜と呼吸のしくみ
（呼吸のしくみ①）

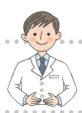

肺は自分で膨らめません。呼吸筋の力で胸腔を広げ、胸膜腔の陰圧をさらに下げることで肺が外側へ引っ張られて拡がることで空気が中に入るのです。

胸膜と肺の関係

肺は**胸膜**という閉じた漿膜に包まれています。壁側胸膜は胸郭に、臓側胸膜は肺にぴったりくっついており、胸膜内部の胸膜腔には少量のさらさらした漿液が入っていて、肺の動きによる摩擦を防いでいます。胸膜腔内は大気圧より低い陰圧に保たれ、常に肺を外側に引っ張っているので、呼気時にも肺はつぶれませんが、胸膜が傷つき中に空気が入ると肺はしぼみます。胸膜腔に体液がたまった状態が**胸水**です。

肺と胸膜の動き

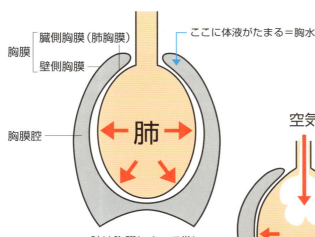

肺は胸膜によって常に外側に引っ張られている

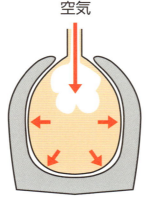

吸息
胸腔が拡大し、胸膜腔がさらに陰圧になり、肺をもっと引っ張る結果的に空気が引き込まれる

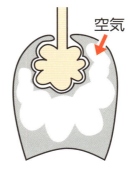

気胸
胸膜腔に空気が入ってしまうと肺は縮んでしまう

息を吸って吐くしくみ

吸気では、横隔膜と外肋間筋などの呼吸筋が収縮し胸腔が拡大すると、胸膜腔がさらに陰圧となり胸膜にくっついている肺をより外側に引くので肺が拡がり、内部に空気が引き込まれます。呼気では、反対に横隔膜などが弛緩して胸郭が小さくなるとともに、肺は自らの弾力でしぼみます。

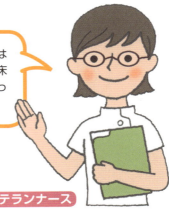

胸腔は胸郭と横隔膜で囲まれた胸の空間、胸膜腔は胸膜内部の空間ですが、「胸腔ドレナージ」など臨床では胸膜腔のことを胸腔ともいうので、場合によって意味を考えましょう。

ベテランナース

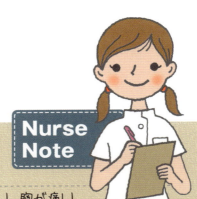

呼吸困難

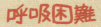

定義のある呼吸不全と違い、呼吸困難は息苦しい、胸が痛いといった主観による症状。

COPDや気管支喘息など呼吸器疾患がよくある原因だが、うっ血性心不全や急性冠症候群といった心疾患もありえる。

手術後などで安静にしたあとに、立ち上がって歩いたり、排泄をしたときに急に起きた呼吸困難、胸痛、頻呼吸などは、移動した血栓が肺動脈につまった急性肺血栓塞栓症も考える。

呼吸の調節とCO₂ナルコーシス
（呼吸のしくみ②）

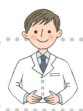

脳の延髄は二酸化炭素の変化を感じ、末梢から血液中の酸素の量や肺の伸展の情報を得て、自律神経を通じて呼吸の調節をしています。

脳が自動的に呼吸を調節する

呼吸中枢は**延髄**にあります。延髄は、肺が膨らむとその情報で吸息を呼息へ変えて反射的な呼吸のリズムをつくります。また、延髄は血液中のCO_2上昇（pH低下）を自ら感知するか、あるいは頸動脈や大動脈にある末梢の化学受容器からO_2低下の情報を受けとると呼吸を促進します。また、大脳皮質や橋を介して情動に影響されたり、意識したりした呼吸の調節も行います。

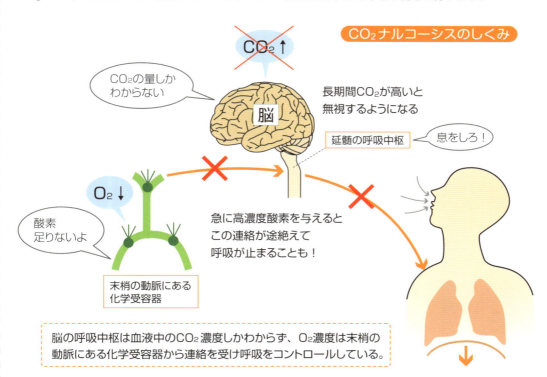

脳の呼吸中枢は血液中のCO_2濃度しかわからず、O_2濃度は末梢の動脈にある化学受容器から連絡を受け呼吸をコントロールしている。

このように脳が直接わかるのはCO_2だけなので、慢性の呼吸不全で長期間CO_2が高いと脳はCO_2上昇に反応しなくなり、急に高濃度酸素を投与した場合に末梢からのO_2低下情報が途絶えて呼吸が弱くなることが起き危険です。これが**CO₂ナルコーシス**です。

血液が酸素と二酸化炭素を運ぶしくみ
（呼吸不全を理解する①）

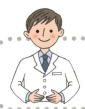

血液中では、二酸化炭素は重炭酸イオンとして溶けて酸塩基平衡に関わり、酸素は血液中の酸素分圧に応じてヘモグロビンと結合して運ばれます。

✚ 酸素と二酸化炭素の運ばれかた

血液中の酸素はほとんどが赤血球内の**ヘモグロビン**に結合して運ばれます。二酸化炭素の一部はヘモグロビンと結合しますが、多くは重炭酸イオン（**HCO₃⁻**）として血漿に溶けて運ばれます。CO_2 が HCO_3^- になる反応で酸性の H^+ ができるので、CO_2 分圧は血液のpHも左右します。

✚ サチュレーション（SO₂）って何？

ヘモグロビンは血液中のO_2分圧が高いほど酸素と結合し酸化ヘモグロビンとなりますが、この関係は直線ではなく、O_2分圧が高いとほぼ頭打ち、O_2分圧が低いと急激に酸素を離します。血液中の酸化ヘモグロビンの割合が酸素飽和度（SO_2、酸素のサチュレーション）で、動脈血の酸素分圧を知る指標となります。血液中の酸素分圧が60Torr以下（$SO_2$90％以下）の低酸素血症が**呼吸不全**です。

※酸化ヘモグロビンと、一酸化炭素（CO）と結合したヘモグロビンとは区別できないので、CO中毒の場合はSO_2の値は参考にならない。

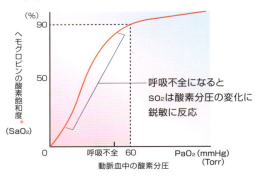

呼吸不全になるとSO_2は酸素分圧の変化に鋭敏に反応

通常、パルスオキシメーターを使いSpO_2（経皮的酸素飽和度）をみるのは、動脈血液ガス分析による動脈血酸素飽和度（SaO_2）より簡易に測定できるからです。

先輩ナース

＊**ヘモグロビンの酸素飽和度**　酸素と結合したヘモグロビンの割合。

空気の出し入れがうまくいかない原因
（呼吸不全を理解する②：換気障害）

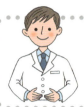

肺胞に十分な空気が出し入れできない理由は、気道の異物が空気の流れを妨げるほかに、肺が膨らまない、空気が肺から出ないといった肺の問題もあります。

肺に空気がうまく流れない換気障害は「閉塞性」？ それとも「拘束性」？

肺の換気障害は、閉塞性と拘束性とその両者の混合型に分けられます。

●閉塞性の換気障害

気管支に閉塞があり、吸気時は大丈夫でも気道の圧が減る呼気時に気道がさらに狭くなり息が吐きにくく1秒率＊が下がります。代表例は気管支喘息や慢性閉塞性肺疾患（COPD）です。

●拘束性の換気障害

肺が拡がりにくくなるので吸気が難しく肺活量が減りますが、気道の閉塞はないので呼気はスムーズです。肺が硬くなる肺線維症や胸郭が動きにくくなる重症筋無力症などで起きます。

拘束性肺疾患と閉塞拘束性肺疾患

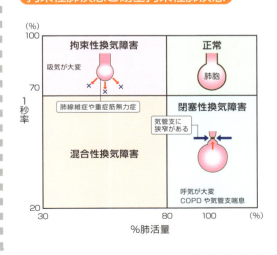

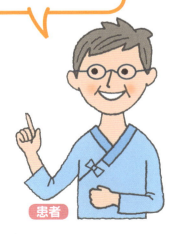

口をすぼめて息を吐くと、気道の内圧が高くなって気管支が開くから呼吸が楽なんです。

患者

＊1秒率　できるだけ大きく息を吸ってから、1秒間にどれだけ多く息を吐けるかのこと。

5 酸素や二酸化炭素を運ぶしくみ（呼吸器）

肺胞から血液に酸素が行きにくい場合
（呼吸不全を理解する③：ガス交換障害）

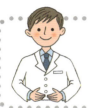

酸素と二酸化炭素のやりとりがガス交換です。肺胞と毛細血管の間のガス交換（外呼吸）がうまくいかないのがガス交換障害で、低酸素血症になります。

➕ 酸素が血液に行かない肺胞の「拡散障害」

肺胞と毛細血管の間では分圧の高い方、CO_2は肺胞内へ、O_2は血液側へ移動します。肺胞壁の異常や酸素と結合するヘモグロビンの減少などで拡散障害が起きますが、血液に溶けるCO_2はO_2よりも拡散しやすいので、軽い拡散障害では低酸素血症となっても二酸化炭素は蓄積しません。

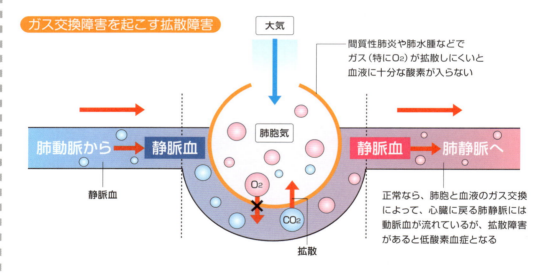

ガス交換障害を起こす拡散障害

➕ 「シャント」や「換気血流不均等」でもガス交換はうまくいかない

毛細血管が無気肺や肺水腫などで機能しない肺胞を通るために肺の一部で静脈血がそのまま肺静脈に流れ込む**シャント**や、肺炎や肺塞栓などで接する肺胞と毛細血管のどちらかに問題が起きてガス交換がうまくいかない**換気血流不均等**でも低酸素血症になります。

栄養を消化・吸収する しくみ（消化器）

食物が分解されて体内に吸収され、残りが便で出るまでに、多くの消化器が関わります。

口腔と咽頭のキホン
（口腔から食道①）

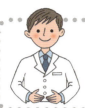

口腔の中では多くの筋と神経が関わり、食物を噛んでこねることができます。口腔の次に食塊が通る咽頭は口腔以外にも様々な部位とつながっています。

口の中で行われること

　口腔は口蓋という天井と口唇と頬で囲まれた空間です。食物を細かくする作業（**咀嚼**）は、咀嚼筋で下顎を、表情筋で頬や唇を動かし、歯や舌を使い食物を動かし細かくします。そのため、歯や舌の不具合だけでなく、脳卒中やこれらの動きに関わる脳神経の出る延髄の障害（**球麻痺**）などで、咀嚼に問題が出ます。

　咀嚼中に、唾液は味覚を起こし、ムチンで食物にねばりを与え、消化酵素のプチアリン（αアミラーゼ）でデンプンを分解し、殺菌酵素や白血球などで殺菌します。大きな唾液腺は耳下腺と顎下腺と舌下腺です。

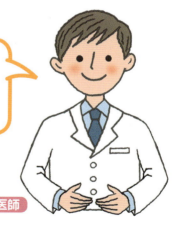

咀嚼には顔面神経と三叉神経と舌下神経、唾液分泌には顔面神経と舌咽神経の副交感神経と交感神経…たくさんの神経が関わります。

医師

咽頭はいろいろな部位とつながっている

　口腔と食道の間にある咽頭は、**口腔**から**食道**への食物の道と**鼻腔**から**喉頭**への空気の道の交差点で、上・中・下（鼻、口、喉頭）の部位に分けられます。上部には中耳につながる**耳管**も開きます。

　ワルダイエル咽頭輪を作る3対の扁桃（咽頭扁桃・口蓋扁桃・舌扁桃）は生体防御の場ですが、咽頭扁桃は肥大すると耳や鼻に影響が出ます（**アデノイド**）。

74

飲みこむ「嚥下」のしくみと「誤嚥」
（口腔から食道②）

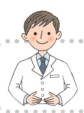

最初は意識的、その後、自動的に食物を飲みこむ「嚥下」の3段階のしくみを理解すれば、気道に唾液や飲食物が落ちてしまう誤嚥も理解できます。

嚥下の3段階のしくみ

嚥下は、意識的に行う口腔相と、反射的に起きる咽頭相と食道相に分けられます。この3相のどこかに問題が起き、気道に飲食物が落ちるのが**誤嚥**です。肺には胃酸の強力殺菌のような大量の菌への防御がないため、誤嚥は肺炎を起こします。

口腔相：まず、意識的に口を閉じ、舌を使って食塊を後方の咽頭へ送ります。

咽頭相：無意識に、延髄の指令で舌は持ち上がり口腔をふさぎ、軟口蓋が鼻腔との間を閉め、喉頭が上昇して声門が閉じて呼吸が一瞬止まり、喉頭蓋が喉頭の上をふさぐので食塊は食道に落ちます。

食道相：喉頭が元に戻り、食道が蠕動運動で下に食塊を移動させます。

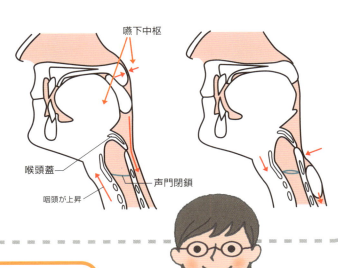

高齢者や疾患によっては、睡眠中に唾液や食道から逆流したものが気道に入るので、誤嚥を完全に防ぐことはできません。そのため、少しでも菌を減らす口腔ケアが誤嚥性肺炎を減らすカギです。

ベテランナース

食道のかたちとはたらき
（口腔から食道③）

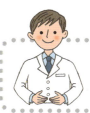

胸部にある食道は、横隔膜より下にある腹部消化管とは違う特徴があります。

食道のかたちと特徴

食道には、輪状軟骨の高さの入口、大動脈と交叉する気管分岐の高さ、および横隔膜を貫く3カ所に生理的な狭窄があり、そこで食塊がつまりやすくなっています。食道がんができやすいのは胸部中部食道です。食道は他の消化器と違い漿膜におおわれていない（外膜）ので、がんは進行すると周囲の臓器に簡単に浸潤します。

食道の3狭窄部

- 食道の狭窄部
- 食道の入口（輪状軟骨の高さ）
- 気管分岐部
- 胸部中部食道
- 横隔膜貫通部
- 食道裂孔
- 横隔膜

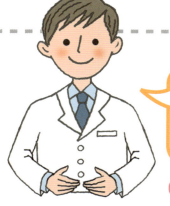

胃や大腸がんは壁の筋層に到達していなければ早期がんですが、食道がんの早期がんは粘膜内にとどまっている場合だけです。転移しやすいのです。

医師

食道下部と横隔膜と胃の関係を復習しよう

　食道下部には下部食道括約筋（LES）があり、胃からの逆流を防ぎます。食道が横隔膜を貫く孔が食道裂孔で、その下は腹膜（漿膜）におおわれた胃があります。下部食道括約筋が異常に弛緩すれば胃食道逆流が起き、食道アカラシアでは逆に弛緩しないため食道内で逆流し嚥下障害が起きます。食道裂孔より上に胃が腹膜ごと飛び出る食道裂孔ヘルニアでも胃食道逆流が起きます。

6 栄養を消化・吸収するしくみ（消化器）

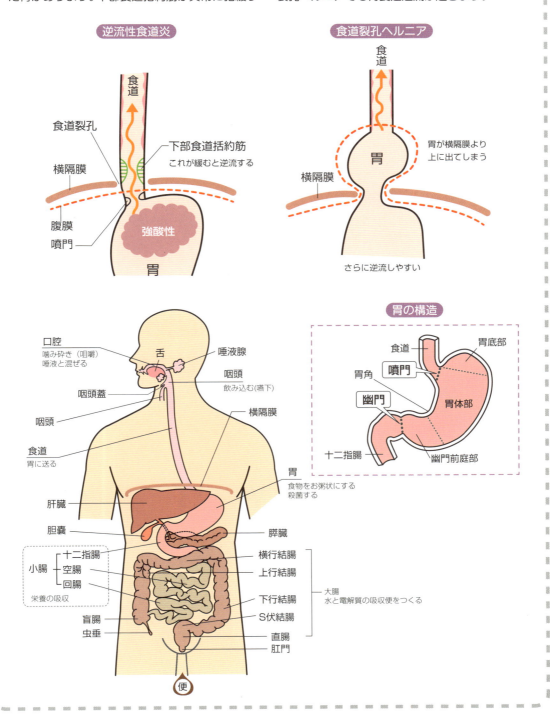

胃のかたちとはたらき
（胃）

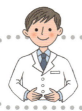

胃は食物を一時的にためておかゆ状にして小腸で消化しやすくし、鉄やビタミンB$_{12}$の吸収を助けます。また、殺菌し、タンパク質の分解も行います。

胃のかたち

胃は左にふくらんだ袋状で、右にわん曲（小彎）した下方にくびれ（胃角）があり、噴門より上の胃底、胃角までの胃体、十二指腸に続く幽門部に区分けされます。壁の平滑筋は、腸は2層ですが、胃は3層で、複雑に動いて食物をこねます。噴門と幽門の筋は括約筋のように動き食塊の流れを調節します。

胃のはたらき（消化液とホルモンの関わり）

胃の粘膜にある胃腺では、主細胞からペプシノゲン、壁細胞から**胃酸**（塩酸HCl）と腸でのビタミンB$_{12}$吸収に必要な**内因子**、副細胞から**粘液**が分泌されます。胃酸は、殺菌し、ペプシノゲンを活性化しタンパク分解酵素の**ペプシン**にし、鉄を吸収できる形に変えます。粘液は胃酸やペプシンで胃壁が溶けるのを防ぎます。

胃酸は、幽門部から出るホルモン（ガストリン）、副交感神経（アセチルコリン）、H$_2$受容体に結合するヒスタミンの刺激で**プロトンポンプ**がはたらくことによって放出されます。

プロトンポンプを刺激する物質がわかって、胃酸の分泌を下げる薬の種類が覚えられました。

新人ナース

小腸と膵臓の関係
（小腸と膵臓）

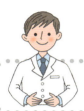

膵液と胆汁で消化を助けられ、ほとんどの栄養が小腸で吸収されます。

栄養を吸収するための小腸のかたち

栄養の消化・吸収のほとんどは十二指腸、空腸、回腸からなる小腸で行われます。そのため、小腸の内面は多くの凹凸で膨大な表面積を確保しています。X線写真では、細かく並ぶ輪状ヒダ（**ケルクリングひだ**）で小腸の区別がつきます。輪状ヒダは絨毛でおおわれ、絨毛の表面はさらに刷子縁と呼ばれるハケのような微絨毛の集まりです。胃の幽門からトライツ靱帯の間までのＣ字形をした小腸が十二指腸で、そこで急角度に下方へ曲がり、空腸、回腸へいくほど輪状ヒダは減り、右下腹部で逆流防止の回盲弁をへて大腸（盲腸）につながります。

十二指腸と膵臓

胆汁は肝臓でつくられ胆管を通り、膵液は膵臓でつくられ膵管を通り大十二指腸乳頭から十二指腸に放出される。

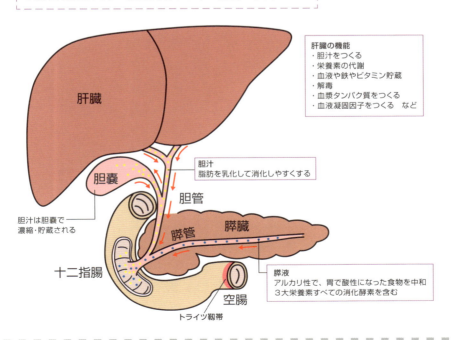

6 栄養を消化・吸収するしくみ（消化器）

十二指腸の壁は消化酵素や消化を助けるホルモンも出す

十二指腸は胃からものが入ると、膵臓からアルカリ性（HCO_3^-）の膵液を出させる**セクレチン**や、消化酵素を含む膵液や胆汁を出させる**コレシストキニン**というホルモンを出し、酸性の物質を中和し消化を促します。膵液で消化された栄養素は、最終的に十二指腸の刷子縁酵素で分解され体内に吸収されます。

膵臓のかたちとはたらき

膵臓は十二指腸のC字形のくぼみに膵頭を突っ込んだ形になっています。**膵液**はアルカリ性で胃液を中和し、タンパク分解酵素（トリプシンなど）、脂肪分解酵素（リパーゼ）、炭水化物分解酵素（αアミラーゼ）を含む消化液です。膵液は膵臓の外分泌細胞で作られ膵管をへて、大十二指腸乳頭（ファーター乳頭）の手前で胆管と合流し、十二指腸内へ放出されます。こうして十二指腸には膵液と胆汁が入り、大いに消化が促進されます。膵液中の消化酵素は十二指腸内ではじめて活性化してはたらくのですが、膵液がつまるか腸液が膵管に逆流すると、消化酵素が活性化し膵臓自体を消化してしまいます（急性膵炎）。

膵臓は血糖値を制御する内分泌の細胞もあるので、慢性膵炎や膵臓がんで糖尿病になることがあります。

column 血を吐いた、お尻から血が出た（吐血と喀血、下血や血便）

トライツ靱帯より上の消化管（上部消化管）の出血は嘔吐できるので、赤い鮮血や胃で酸化したコーヒー色の血液を口から**吐血**します。気道からの出血は**喀血**で、咳で出て泡が混じることもありますが、少量だと吐血と区別できるとは限りません。消化管のどこで出血しても肛門から**下血**し、上部消化管の出血は酸化して黒く、肛門に近い方が赤い血の傾向があります。下血の量が出血量とは限らず、少量でもときに深刻です。初期の大腸がんの出血は見えないことも多いので「便潜血」を調べなくてはなりません。

column 胃潰瘍は食後・十二指腸潰瘍は空腹時（潰瘍でお腹が痛むのは）

粘膜筋板を超えて粘膜が削れた場合が潰瘍ですが（本文21ページ参照）、胃潰瘍は食後に胃が動くことでみぞおち（心窩部）に痛みが出て、十二指腸潰瘍は空腹時に胃液が流れ込んで痛みが出ることが多いようです。

栄養が体内に入りめぐるまで
（栄養の消化・吸収）

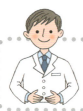

栄養の「吸収」とは、腸管の壁から栄養素が体内の血管かリンパ管に入ることです。そのためにできるだけ小さい分子に分解することが「消化」です。

栄養素が吸収されるための最後のかたちと体内の道

栄養素が吸収されるには、咀嚼や胃などで混ぜて砕くだけでなく、消化酵素で分解し小腸の上皮で吸収できる小ささになる必要があります。

タンパク質は最終的に**アミノ酸**へ、**炭水化物**はグルコースなどの**単糖**に分解され、水溶性ビタミンや電解質とともに**門脈**に入って肝臓へ行き、その後下大静脈から心臓へ行き全身へ巡ります。

中性脂肪は消化酵素で脂肪酸とグリセリンに分解され、胆汁のはたらきで乳化されてコレステロールなどと一緒にミセルという小滴となり、脂溶性ビタミン（A,D,E,K）と一緒に吸収されて多くは**リンパ管**から胸管をへて左静脈角から血液へ入ります。

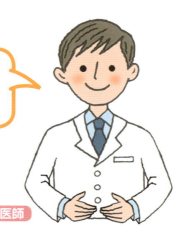

消化・吸収の障害はその過程が一番複雑な脂肪に最初に起こるので、まず脂肪便などが出ます。

医師

それぞれの栄養素を分解する消化酵素

タンパク質・ペプチドは胃の**ペプシン**や膵液のトリプシンとキモトリプシンで分解後、炭水化物は唾液と膵液の**アミラーゼ**で分解後、最後は腸の刷子縁酵素で吸収できる小ささになります。中性脂肪は膵**リパーゼ**により分解されます。胆汁酸は消化酵素ではありませんが、脂肪の乳化に必要です。

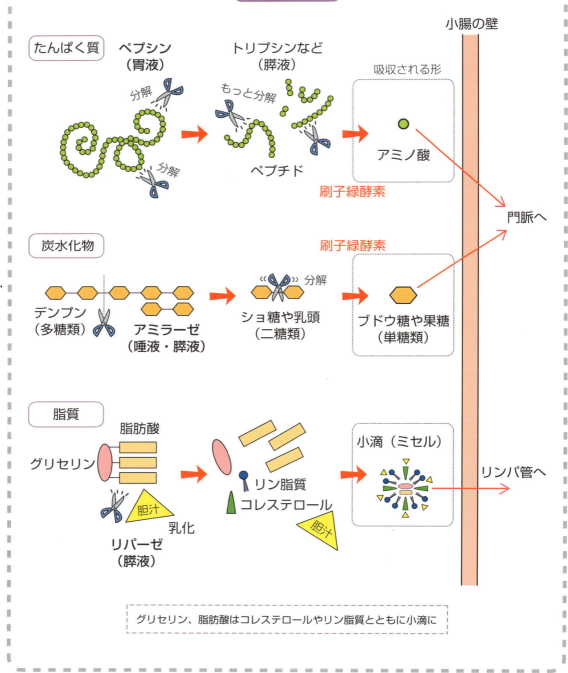

栄養の消化吸収

グリセリン、脂肪酸はコレステロールやリン脂質とともに小滴に

大腸のかたちと位置
（大腸①）

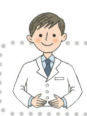

大腸は、右側腹部の下の盲腸からはじまり、時計回りに腹部をめぐって骨盤内に入り肛門に至ります。小腸とは見た目に違いがあります。

大腸の名前とかたちの特徴

大腸の外見が小腸と違うのは、ぼこぼこの結腸膨起（**ハウストラ**）や脂肪の房（**腹膜垂**）や3本の縦方向の**結腸ヒモ**がある点です。結腸ヒモを小腸側にたどると盲腸の先端に虫垂が発見できます。虫垂は免疫組織で炎症を起こしやすく、マックバーニー点付近に圧痛が起きます。

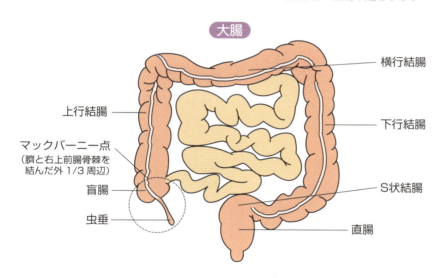

大腸

- 横行結腸
- 上行結腸
- 下行結腸
- マックバーニー点（臍と右上前腸骨棘を結んだ外1/3周辺）
- S状結腸
- 盲腸
- 虫垂
- 直腸

大腸のはたらきと便

栄養は小腸でほぼ吸収され、大腸は水と電解質を吸収します。便は横行結腸まではまだ液状で、直腸近くで固形になるので、大腸がんはS状結腸や直腸がんの方が早くから便秘や血便などの症状が出ます。腸は副交感神経で動きが促進されますが、強すぎる収縮では便が通過できず、逆に弛緩しても便は動かず、両方とも便秘になります。乳糖など吸収されず、水を引き込む物質が大腸内に多いか、病原菌の毒素や炎症で浸出液や腸液が大量に出れば水様便となります。

便が出るしくみ
（大腸②）

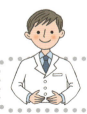

便が直腸に入ると、無意識と意識の両方のしくみで排便が起きます。

排便の起きるしくみ

正常なら直腸はふだんは空で、何らかの刺激で腸が大きく蠕動運動し結腸の便が急激に**直腸**に入ると排便反射が起きます。直腸の壁が引き延ばされた情報は**骨盤神経**（副交感神経）を通じて、**仙髄**と大脳皮質に連絡が行き便意を感じます。仙髄の指令で自動的に骨盤神経は直腸を収縮させ内肛門括約筋を弛緩させますが、最終的には大脳からの指令で陰部神経（体性運動神経）により意識的に外肛門括約筋を弛緩させるまで便は出ません。この時、腹筋も意識的に収縮させて補助します。

▼無意識と意識（排便の2つのしくみ）

- 直腸に便が入ると自動的に内肛門括約筋が緩んで便が押し出される。
- 自分の意志で外肛門括約筋を緩める。腹筋も使って押し出す。

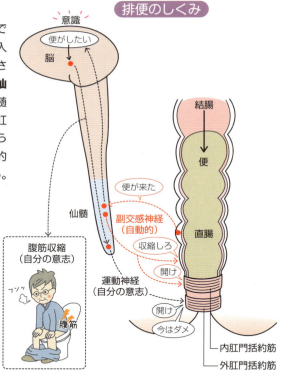

排便のしくみ

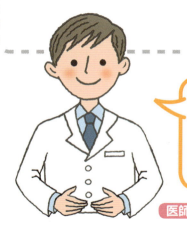

日本人に一番多い便秘は、排便刺激を無視したり下剤を乱用したりして直腸が鈍感になってしまった直腸性（習慣性）の便秘です。我慢せずトイレに行く習慣も大切です。空の胃に食物が入ると大蠕動が起きるので、朝食後に便意を感じやすくなっているはずです。

医師

門脈って何？
（肝臓と胆のう①）

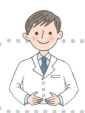

肝臓に入る血管には、普通の循環である肝動脈の他に、特別な循環で胃腸などから来る門脈があります。

門脈は2つの毛細血管の間の血管

通常、血液は心臓から動脈で出て毛細血管で組織とやりとりし静脈でまた心臓へ戻ります。しかし、直腸の下部を除く胃腸と膵臓と脾臓の毛細血管はそのまま心臓に戻らずに門脈という血管に入り肝臓へ行き、もう一度毛細血管となり肝臓内で代謝がなされたあとに下大静脈で心臓に戻ります。このため、腸で吸収された栄養の多くはまずは肝臓で処理されてから心臓に戻り全身に行きます。

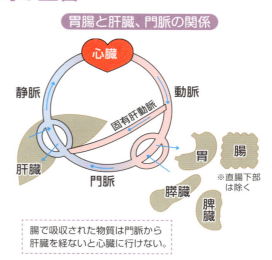

胃腸と肝臓、門脈の関係

腸で吸収された物質は門脈から肝臓を経ないと心臓に行けない。

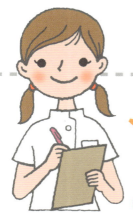

直腸下部に入れる坐薬が速く強く効くのは吸収された薬が初めに肝臓を通らず心臓へ行くからなんですね。

新人ナース

門脈がつまったときに怒張する周囲の静脈

肝硬変などで門脈がつまると（門脈圧亢進症）、周囲の静脈に多くの血液が流れ込み、**お腹の皮静脈**が怒張、メデュサの頭のような様相になり、**食道・胃静脈瘤**やいぼ痔など**直腸静脈瘤**ができます。肝硬変では血液凝固が低下する傾向があるので、静脈瘤が破裂すると止血しにくく大変危険です。

肝臓がやっていること
（肝臓と胆のう②）

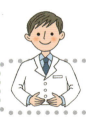

肝臓はいろいろな物を代謝し、解毒し、排泄したり貯蔵したりしています。

肝臓がつくるもの、壊すもの、貯蔵するもの

肝臓は、アルブミンや血液凝固因子などのタンパク質、貯蔵型のブドウ糖（グルコース）であるグリコゲン、中性脂肪やコレステロールなどの脂質、胆汁、コリンエステラーゼ（酵素）などを**合成**し、薬やホルモンを**分解、解毒**し、ビタミンDなどのビタミンや鉄や血液を**貯蔵**しています。有害なアンモニアはタンパク質の代謝で日々体内に生まれますが、肝臓が無害な尿素に変えてくれるので助かっています。

肝硬変や肝臓がんでこれらの機能が低下すると、膠質浸透圧の低下による浮腫、脂肪肝、出血傾向、黄疸、エストロゲンが分解されず過剰で女性化やクモ状血管、アンモニア増加などによる肝性脳症が起きます。

肝臓の機能が落ちている？
（検査項目で減るものと増えるもの）

肝機能が落ちると、肝臓が合成しているアルブミン、コリンエステラーゼ、凝固因子、総コレステロールは減ります。一方で、トランスアミナーゼ（ASTとALT）やLDHなど、肝臓内の反応で使われている酵素は、肝細胞が壊死すると壊れた細胞から外に流れ出るので血中に増えます。同様に、胆道系の酵素（ALPやγ-GDP）も胆汁の流れが悪いと血液中に増えます。

▼肝臓のはたらきを表す指標の例

肝細胞に含まれる酵素	AST(GOT)、ALT(GPT)、乳酸脱水素酵素（LDH）	肝細胞の破壊で上昇
肝臓が合成しているもの	アルブミン、コリンエステラーゼ、プロトロンビン	肝機能低下で減る
肝臓が代謝・分解するもの	アンモニア、直接ビリルビン	肝機能低下で上昇
胆汁の酵素	ALP、γ-GTP	胆汁のうっ滞で上昇

胆汁の流れと黄疸
（肝臓と胆のう③）

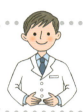

胆汁は肝臓で作られ、胆のうで貯蔵され消化時に胆管をへて十二指腸に放出されます。この経路に問題があると血液中に胆汁色素が増えて黄疸が起きます。

✚ 胆汁の流れ

胆汁は**肝臓**でつくられ、肝臓の右下面にある**胆のう**で濃縮・貯蔵されます。食物が十二指腸に入るとコレシストキニンの刺激で胆のうは収縮し、胆汁は総胆管を通り膵液と一緒に大十二指腸乳頭から十二指腸に放出されます。胆汁のおもな成分はコレステロールからつくられる胆汁酸と色素のビリルビンです。胆汁酸は腸内で脂肪の消化を助けたあと、ほとんどが小腸で再び吸収されて肝臓に戻り再利用されます。

✚ ビリルビンの流れ

胆汁色素の**ビリルビン**は赤血球が破壊されたときに出る色素で、はじめは脂溶性の非抱合型（間接）ビリルビンですが、肝臓で水溶性の抱合型（直接）ビリルビンにされて胆汁の成分となり腸に排泄され、腸内でウロビリノゲンなどになって便を黄色くします。そのため、肝・胆の疾患や結石で胆汁がうまく運ばれないと血液中に胆汁色素が増えて皮膚が黄色くなる**黄疸**が起き、胆道がつまると便も白くなります。ウロビリノゲンの一部は腸から吸収されて腎臓へ行き尿を黄色にし、排泄されます。

ビリルビンの流れ

赤血球（古くなると脾臓と肝臓で破壊）→ 鉄 → 再利用
→ 間接ビリルビン
→ 肝臓 → 直接ビリルビン（水溶性）
→ 胆汁の成分（胆汁色素）→ 小腸 → ウロビリノゲン → ステルコビリン（便を黄色に）
一部は門脈で戻る
腎臓 → 尿へ

肝・胆の問題で血中に増えるのは直接ビリルビン、もし間接ビリルビンだけの増加なら赤血球の溶血が原因です。

医師

腹膜のかたち
（腹膜）

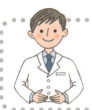

心臓の心膜や肺の胸膜と同様に、腹部内蔵の多くは腹膜という1つの袋状の漿膜に包まれていますが、多くの消化器によって一見複雑な形になっています。

腹膜と腹部内臓の関係

腹膜は内部に腹膜腔という空間のある一つの袋ですが、膜どうしが接する部位は互いにくっつき、胃から前にエプロンのようにたれさがる**大網**や**腸間膜**などは一枚の帯のようになっています。胃や肝臓や空腸・回腸など腹膜の中にある臓器は間膜に引かれてゆるく動きますが、上行・下行結腸は半分後腹壁に埋まっていて動きません。また、腹膜の後ろにある十二指腸と膵臓、腎臓・副腎は腹膜におおわれない臓器です。

肝臓と胃の間の小網の裏には**網嚢孔**（ウィンスロー孔）という腹膜腔内に通じる自然な孔があります。

腹膜の一番低い位置の直腸膀胱窩（男性）、**ダグラス窩**（女性）は、腹水がたまりやすく、がんが腹膜腔内に侵入して飛び散る腹膜播種が起きたときにがん細胞が集まりやすい部位です（シュニッツラー転移）。

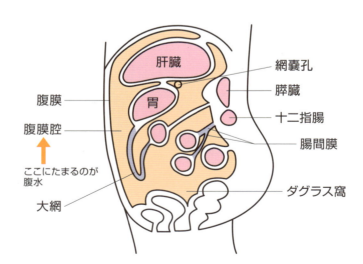

腹膜

尿を作り排泄するしくみ
(泌尿器・男性生殖器)

腎臓は尿を作ることで血液を調整します。
尿生成と排泄で起きる問題を考えましょう。

腎臓の位置と出入りする血管
（腎臓と血管）

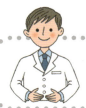

腎臓は背中にある尿を作る臓器です。尿は血液から作られ、その血液は大動脈から分かれ腎動脈で腎臓へ行き、浄化され、腎静脈で大静脈へ戻ります。

➕ 腎臓は背中のどこにある？

　腎臓は腹膜外で脊柱の両側、第12肋骨に半分隠れる高さにあり、副腎とともに脂肪の被膜に包まれて位置を固定されています。背面にあるので、腎結石や腎盂腎炎などでは腰背部痛や肋骨脊椎角（CVA）の叩打痛が出ます。右の腎臓は上に肝臓があるので左より少し低い位置にあります。

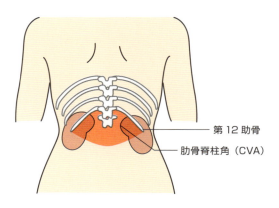

腎臓の位置と肋骨脊椎角（CVA）

第12肋骨
肋骨脊柱角（CVA）

➕ 腎臓に出入りする血管

　腹大動脈から左右に出た**腎動脈**は腎門から腎臓内に入り、糸球体と尿細管周囲毛細血管の2回の毛細血管を経て調整されたあと、**腎静脈**を経て下大静脈に戻ります。左の腎静脈は上腸間膜動脈のすぐ下と腹大動脈の間を通るので、圧迫を受けてうっ血することもあります（ナットクラッカー）。
　腎動脈は腎臓内でどんどん細くなり、終動脈のため虚血で腎機能障害を起こし、血栓などが詰まれば組織が壊死する**腎梗塞**も起きます。**腎硬化症**とは、続く高血圧による腎臓内の動脈硬化で血流が低下し腎臓の組織が障害されて硬くなった状態です。

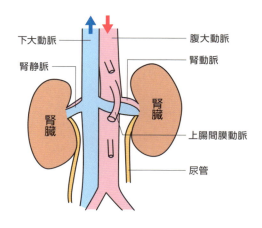

腎臓と血管

下大動脈
腎静脈
腎臓
腹大動脈
腎動脈
腎臓
上腸間膜動脈
尿管

尿をつくる工場
（尿ができるしくみ①：ネフロンとは）

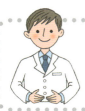

腎臓で尿をつくる最小単位がネフロンです。ネフロンは毛細血管の糸球体と原尿を入れるボウマン嚢、そして原尿の成分を調整する尿細管からなります。

ネフロン（腎単位）のなりたち

尿をつくる**ネフロン**は腎小体（**糸球体**と**ボウマン嚢**）と**尿細管**からなります。糸球体は糸玉状の毛細血管で、そこから濾された血漿＝原尿を受ける袋がボウマン嚢です。腎小体は腎臓の皮質にあり、尿細管は髄質に下り、また皮質に戻る長い経路をとって周囲の毛細血管とやりとりし、他の尿細管と合流し**集合管**となります。糸球体の毛細血管の間は、糸球体を支え、ろ過の調節などを行うメサンギウムという結合組織が埋めます。

高い血圧を薄い壁で受ける糸球体はこわれやすく再生せず、年齢とともに減ります。さらに、細い血管に沈着した免疫複合体（IgA腎症やループス腎炎など）や高血圧症や糖尿病など血管を痛める状態はすべて糸球体をこわします。

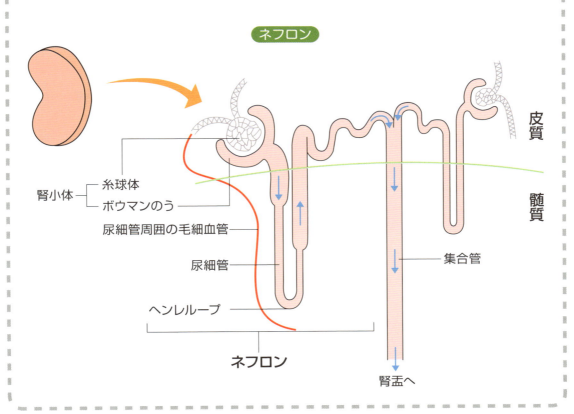

尿をつくる３つの過程
（尿ができるしくみ②）

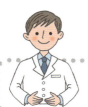

尿は「ろ過」「再吸収」「分泌」という３つの過程で調整されてつくられます。

 ### 尿生成の３つの過程で行われていること

尿は血液から作られます。身体に必要な物を残し、老廃物や過剰な成分と体内の毒を捨て、水分や電解質などを調整しpHを一定に保つので、尿生成でホメオスタシスが保たれます。

ろ過：糸球体を通る血液から、タンパク質や血球など大きな物質を除いた血漿がボウマン嚢へろ過され原尿ができます。

再吸収：尿細管を流れる原尿から身体に必要な成分が毛細血管に戻されます。原尿の99％が再吸収され、体液調節に重要な過程です。糖やアミノ酸などの栄養は100％再吸収され、水分や電解質などは身体の状況に応じて再吸収される量が変化します。

分泌：ろ過されずに血液中に残っている過剰な物質が毛細血管から尿細管へ排泄されます。

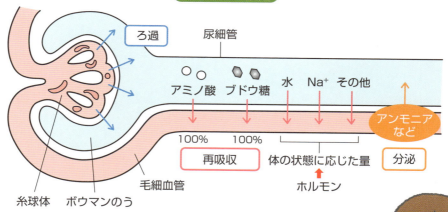

尿生成の３段階

尿タンパクは糸球体ろ過の問題、尿に糖が出るのは血液中に多すぎるということなんですね。

新人ナース

腎臓のはたらきを知る指標
（腎機能検査）

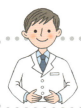

原尿がどれだけつくられたかを表す糸球体濾過量（GFR）や、尿素など尿に排泄されるべき老廃物がどれだけ血中に残っているかが腎機能を示します。

糸球体濾過量とクレアチニンクリアランスって何？

腎臓のクリアランスとは、1分間に特定の物質が何mLの血漿中から尿中に排泄されたかを表します。クレアチニン（Cr）は、ろ過だけで再吸収や分泌がほとんどないので、**クレアチニンクリアランス**（CCr）は**糸球体濾過量（GFR）**にほぼ一致します。GFRは最もよく使われる腎機能の指標で、血清クレアチニン値から計算する推算糸球体濾過量（eGFR）も簡易なのでよく使われます。

老廃物としての窒素化合物（クレアチニン・尿素・尿酸）の血中濃度

腎機能が低下すると、本来は尿に排泄されるべき窒素化合物が血中に増えます。**クレアチニン**は筋肉の代謝産物なので血清クレアチニン値（**Cr**）は筋肉量にも比例します。**尿素**の量は血中尿素窒素（**BUN**）として測定されます。尿素はタンパク質の代謝産物なので、高タンパク食やステロイド薬によるタンパク分解促進などでも高値になります。痛風の原因となる**尿酸（UA）**は、排泄低下以外に、過剰に合成される代謝異常もあり、高尿酸血症が必ずしも腎機能低下を意味しません。

---

column
ネフローゼを理解する

高度のタンパク尿と**低アルブミン血症**が必須の病態で、それにしばしば浮腫や脂質異常が伴うのがネフローゼ症候群です。糸球体の疾患で、タンパク質が尿に出てしまうので血中タンパクが減り、その結果、膠質浸透圧が低下しむくみ、肝臓でアルブミン合成が盛んになると同時にLDL合成も刺激されて脂質も異常になる、というふうに考えると病態が理解しやすいでしょう。

尿生成に関わるホルモン
（腎臓とホルモン①）

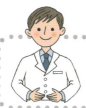

尿をつくる過程では、尿細管や集合管で様々なホルモンがはたらき、体内の水分とナトリウムのバランス、カルシウム濃度などが調整されています。

➕ 腎臓で調整される血液中の水とミネラル

●Na⁺の再吸収を調節するホルモン

アンジオテンシンⅡの刺激で副腎皮質から放出される**アルドステロン**は、集合管でNa⁺の再吸収を促進し、逆にK⁺を排泄します。浸透圧により水はNaについて移動するため、血漿Naが増えるということは血漿量も増え、結果的にこれで血圧が上がることになります（本文57ページ参照）。

逆に、心臓から出るANP（心房性ナトリウム利尿ペプチド）はNa⁺の再吸収を抑制して利尿を促し血圧は下がります。

●水分を調節するホルモン

バソプレシン（ADH、抗利尿ホルモン）は血漿浸透圧上昇の刺激で下垂体後葉から分泌され、集合管で水の再吸収を増やして尿を濃縮します。

●Ca²⁺の再吸収を促進するホルモン

血中カルシウム濃度が低下すると、**副甲状腺ホルモン**（パラソルモン）がCa²⁺の再吸収を促進し、血中カルシウム濃度の低下を防ぎます。これに加えて腎臓は腸でのカルシウム吸収を促すビタミンD₃を活性化するため、腎機能低下は骨を弱くします。リン（P）の代謝もこれらに影響を受けて変動します。

腎臓は赤血球を増やすエリスロポエチンも出すので、腎臓病が進行すると貧血も起きます。

先輩ナース

腎臓と高血圧
（腎臓とホルモン②）

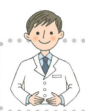

血液から尿をつくる腎臓は、充分な血流がないと、レニン－アンジオテンシン－アルドステロン系という強力な血圧上昇システムを発動します。

レニン－アンジオテンシン－アルドステロン系とは

糸球体は充分な量の血液がそれなりの血圧で流れ込まないとろ過ができません。そのため糸球体の入り口で血圧低下が察知されると腎臓は**レニン**という酵素を放出し、レニンとアンジオテンシン変換酵素（**ACE**）が血液中のアンジオテンシノゲンをアンジオテンシンⅡへと変化させます。**アンジオテンシンⅡ**は強力に血管収縮させるなどの作用で血圧を上げ、さらに副腎にはたらいてアルドステロン分泌を促進します。アルドステロンはNa^+の再吸収により結果的に体液量を増やして血圧を上げます。

血管の閉塞などで腎臓内の血流が落ちるか糸球体が障害されると血圧は上がり（**腎性高血圧**）、高血圧が続くと糸球体がこわれ悪循環となるので、治療では、腎臓を保護するために、ACE阻害薬やアンジオテンシンⅡ受容体拮抗薬（ARB）などでレニン－アンジオテンシン－アルドステロン系を阻害します。

血圧上昇のしくみ

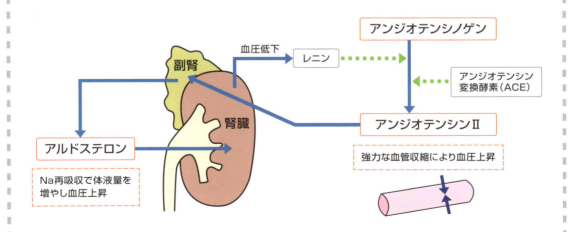

腎臓の機能が低下すると起こること
（慢性腎臓病）

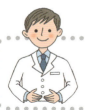

腎臓は尿をつくることで血液を浄化し水分や電解質やpHを調整し、内分泌も行うので、慢性的な腎障害で多くの弊害が起きます。

どんどん腎臓が悪くなる〜慢性腎臓病の段階

回復の可能性がある急性腎不全と違い、慢性的な腎障害では放っておくとネフロンの破壊がすすみ深刻化します。こうした状況を**慢性腎臓病（CKD）**ととらえ、糸球体濾過量低下やタンパク尿など腎障害の症状や、糖尿病のように腎臓を傷害する疾患のリスクによってステージを分け、早期から対処し進行をできるだけ食い止めようということになりました。

糸球体濾過量（eGFR）		90		60		30		15	
ステージ	ハイリスク群	1	2		3		4		5
状態		あまり症状がなく進行 タンパク尿			合併症が出る （慢性腎不全）				腎不全 症状が悪化
治療		生活管理や 降圧・血糖値管理			カリウム摂取制限など 積極的な食事療法や投薬				尿毒症があれば透析

腎臓が悪くなると起きるいろいろな症状

尿の濃縮力が減り夜間**頻尿**（ひんにょう）が起き、尿細管の障害で高K、高P血症などの**電解質異常**が起きます。通常の代謝では酸性の物質が多く出るので、排泄が滞るとpHが低下し代謝性**アシドーシス**になります。**タンパク尿**が出るので**低アルブミン血症**となり身体はむくみ、糸球体濾過量低下で細胞外液が増えるため高血圧や浮腫がでて心臓や肺へ負担をかけます。エリスロポエチンが減り腎性貧血となり、ビタミンDを活性化できずCa再吸収が減るため低Caとなった結果、Ca代謝が狂い骨の異常や体内に石灰化が起きます。

末期腎不全では、これらの症状が悪化する他に、排泄されない尿毒素が身体にたまり、脳や末梢神経、心臓、呼吸器、消化器、皮膚、目、骨、血液すべてに異常が出ます。

尿管と膀胱と尿道のキホン
（尿路①）

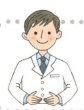

尿路とは、腎臓でつくられた尿が腎杯から腎盂に集められ、腎門を通って尿管で膀胱へ送られ一時的にためられたあと、尿道から外部に排泄される道です。

腎盂から尿管、そして膀胱から尿道までのキホン

尿管は蠕動運動で腎盂から膀胱へ尿を送ります。3カ所生理的に狭まる部位があり、結石があるとつまりやすくなります。腎臓は背部でも膀胱は前にあるので、結石による痛みは結石の部位により背部から側腹部、下腹部と変化します。尿を一時的にためる膀胱の粘膜はヒダがありますが、尿管が後外側から貫く1対の尿管口と尿道への出口の3点を結ぶ**膀胱三角**はのっぺりしています。膀胱三角は知覚神経が多いので、膀胱炎で刺激されやすい部位です。膀胱から細菌が上行して腎臓まで到達すると**腎盂腎炎**となります。腎盂、尿管、膀胱も内面の粘膜は尿量に応じて伸びる移行上皮からなります。

膀胱の出口付近の壁は自律神経支配の内尿道括約筋（平滑筋）で、尿道には運動神経支配の外尿道括約筋（骨格筋）があり、尿漏れを防ぎます。女性の尿道は短く、男性の尿道は膀胱の下で前立腺に囲まれます。

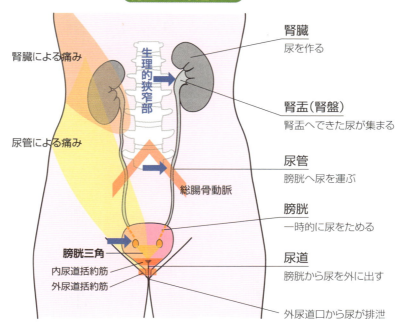

腎盂から尿道まで

排尿のしくみ
（尿路②）

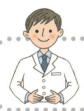

膀胱に尿がたまると、中枢神経の指令で、そのまま尿をためるには交感神経が、排尿するには副交感神経が、その両者に体性神経が関わります。

尿をためるときと出すときにはたらく神経と筋肉

膀胱に尿がたまると、仙髄、胸腰髄、大脳、橋といった中枢に連絡が行き尿意が起きます。その時に排尿準備が整っていないと下腹神経（交感神経）が膀胱を弛緩し内尿道括約筋を収縮させ、陰部神経（運動神経）が意識的に外尿道括約筋を収縮させ**蓄尿**します。**排尿**時は脳の命令で逆に、骨盤神経（副交感神経）が膀胱収縮、内尿道括約筋弛緩させ、意識的に外尿道括約筋を弛緩させます。

▼排尿と蓄尿の神経と筋肉

		排尿	蓄尿
自律神経		骨盤神経 （副交感神経） アセチルコリン	下腹神経 （交感神経） ノルアドレナリン
	排尿筋（膀胱）	収縮	弛緩
	内尿道括約筋	弛緩	収縮
体性運動神経 （陰部神経）	外尿道括約筋 （骨格筋）	弛緩 （随意）	収縮 （随意）

※上位では、大脳皮質と橋で全体の調整がなされる。

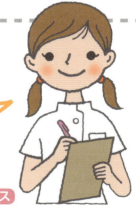

過活動膀胱に副交感神経のはたらきをおさえる抗コリン薬を使う理由がわかりました。

新人ナース

尿もれの理由

知らずに漏れる**反射性尿失禁**は、上位の中枢に連絡が行かず、仙髄反射のみで排尿が起こる神経の障害。神経の問題や過活動膀胱や膀胱炎などで抑制が効かず、尿意からトイレに間に合わないのが**切迫性尿失禁**。腹圧がかかると外尿道括約筋で耐えられずもれる**腹圧性尿失禁**は、骨盤底筋群の弱く尿道の短い女性に多く、前立腺肥大などで尿道の通過に障害があるとちょろちょろもれる**溢流性尿失禁**になります。泌尿器でなく日常生活動作の問題でトイレに間に合わないのは**機能性尿失禁**です。

前立腺と尿道、精液が出るしくみ
（男性生殖器と泌尿器）

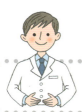

男性の尿道は前立腺に囲まれ、尿だけでなく精液の通り道でもあります。

前立腺と尿道の関係

前立腺は、精嚢や尿道球腺（カウパー腺）とともに精液の液体成分を分泌する付属生殖腺で、膀胱の直下で尿道を取り囲むため、肥大すると尿道を圧迫、刺激し、頻尿や排尿困難を起こします。膀胱内に尿が残る（残尿）ので、尿路感染症を起こしやすく、ひどいと尿閉や水腎症となります。

前立腺は直腸のすぐ前にあります。尿道周囲が肥大しやすい前立腺肥大と違い、前立腺がんは前立腺の外側（辺縁領域）にできやすく排尿困難などの症状が出にくい一方、直腸指診で触れやすい面があります。

前立腺肥大

尿がたまる、出にくい、出ない（尿閉）

内側が肥大して尿道を圧迫（溢流性尿失禁）

チョロ　チョロ　漏れる

前立腺がん

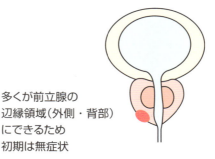

多くが前立腺の辺縁領域（外側・背部）にできるため初期は無症状

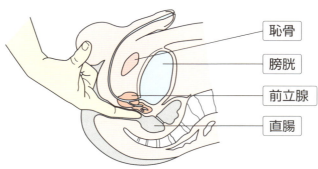

恥骨
膀胱
前立腺
直腸

精液が尿道から排泄されるまで

　精巣(せいそう)には男性ホルモン（**テストステロン**）の分泌と**精子**の形成という2つの機能があります。

　精子は精巣の精細管の中でつくられ、精管に入り血管などと一緒に精索という束となって、陰茎の両側にある鼠径管を通り骨盤内に入ります（この精索の中に腸が腹膜ごと突出するのが**鼠径**(そけい)**ヘルニア**です）。精嚢などから精子を元気にする液が加わって最終的に尿道へ出ます。

　勃起は、性的な刺激で副交感神経が興奮し、陰茎のスポンジ状の細い血管でできた海綿体の内部に血液が充満することで起きます。射精は交感神経の刺激で起こるので、排尿は射精と同時に抑制されます。

> 勃起には自律神経や血管も関わる…神経や血管を傷害する糖尿病で勃起障害（ED）になることが理解できました。

column
心臓疾患と腎臓病の深い関係

　動脈硬化など血管の問題や高血圧、それらを促進する糖尿病や脂質異常、喫煙やストレスなどメタボな生活など、慢性腎臓病と心臓血管の疾患は関わりが大きく、相互に影響を及ぼして互いに悪化させます。そのため両者のリスクファクターを減らすことが重要です。

Nurse Note

急性腎不全の原因による3つの分類

急激な腎機能低下を起こす急性腎不全は、原因が、心不全や脱水などによる腎臓より前の血流低下（腎前性）、糸球体の障害など腎臓そのもの（腎性）、腎臓よりあとで尿路がつまる（腎後性）の3つに分かれ、原因の除去が重要な対処。結石などで尿路がつまると腎盂や腎杯に尿がうっ滞して**水腎症**(すいじんしょう)になる。

chapter 8
ホルモンによる調節のしくみ（内分泌・代謝）

ホルモンが内臓や血液の状態を調整するしくみから内分泌と代謝疾患を考えましょう。

ホルモンって何？
（内分泌のキホン）

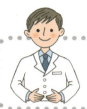

内分泌や傍分泌などの様式で導管を経ずに血液中やすぐ近くの組織に放出され、細胞や組織に情報を伝達し反応を起こさせる物質がホルモンです。

ホルモンや内分泌ってそもそも何？

ホルモンは、対応する受容体のある細胞（標的細胞）に作用し変化を起こさせる生理活性物質です。多くのホルモンが、合成した細胞から血液"内"に直接放出され体内を巡って受容体に結合する**内分泌**という形式で放出されますが、血液を介さず近くの標的細胞に直接作用（傍分泌）するなど別の作用様式もあります。

甲状腺や下垂体など内分泌を主な機能とする内分泌腺もありますが、心臓や腎臓や消化管、脂肪細胞や神経細胞などいろいろな器官や細胞がホルモンを出します。

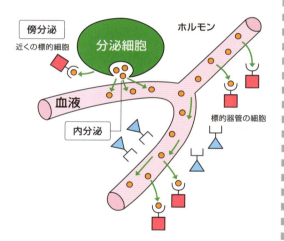

内分泌と傍分泌、ホルモンの説明

ホルモンのタイプによる違い

ホルモンは化学構造で3つに分けられます。

①**ペプチド型**：タンパク質と同じでアミノ酸がペプチド結合でつらなったものですが、通常のタンパク質よりアミノ酸の個数は少なめです。（例えばオキシトシンやバソプレシンはアミノ酸9個）。水溶性です。

②**ステロイド型**：コレステロールからできるホルモンで、脂溶性です。副腎皮質ホルモン、性ホルモン、ビタミンDがこのタイプです。

③**アミン型**：アミノ酸の反応でつくられるホルモンで、カテコールアミン（アドレナリンなど）や甲状腺ホルモンなどがこのタイプです。甲状腺ホルモンは脂溶性で、あとは水溶性です。

ホルモンのタイプによる作用のしかた

ホルモンの作用のしかたには2種類あります。

ステロイドと**甲状腺ホルモン**は、脂溶性の小さい分子なので、細胞膜を通過でき、核の中にある遺伝子（DNA）にはたらいて特定のタンパク質をつくることで効果を出します。そのため、効果は出るまでに時間がかかりますが、長く続きます。

ペプチドホルモンと甲状腺ホルモン以外のアミン型ホルモンは、水溶性の大きな分子なので細胞の中には入らず、細胞膜の受容体に結合し細胞の機能に変化を起こさせるので、効果は速く出ます。血漿に溶けるので分解も速めで、特にカテコールアミンは数分で代謝されます。

脂溶性と水溶性ホルモンの違い

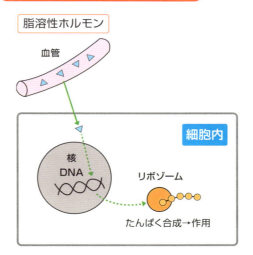

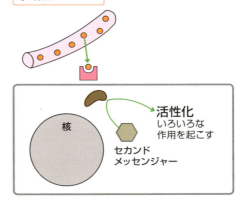

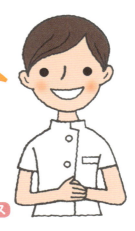

> インスリンや成長ホルモンの投与が注射なのは、ペプチドなので飲み薬だと消化管で分解されてしまうからです。一方、ステロイド薬や甲状腺ホルモンは経口摂取が可能です。
>
> 先輩ナース

フィードバックによるホルモンの調節
（ホルモンの調節）

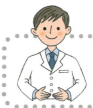

ホメオスタシスを保つために、身体の状態が特定の方向へずれると、神経の刺激またはフィードバックというしくみでホルモン分泌が調節されます。

➕ 単純なフィードバックは上がったら下げる・下がったら上げる

血液中の特定の物質やホルモンの濃度が変動した結果、ホルモンの放出が調整されるしくみがフィードバックです。通常は増えたら減らし減ったら増やす反応を起こす**負のフィードバック**でホルモンは調整され、血糖値や血中カルシウム濃度が一定範囲に保たれています。

| 血糖値⬆ | → | インスリン⬆ | → | 血糖値⬇ | → | インスリン⬇ |

負のフィードバックを考えると・・・甲状腺ホルモンや副腎皮質ホルモンなど下位の内分泌腺のホルモンが増えている場合に下垂体前葉のホルモンが増えていたら、それは下垂体に問題があるということです。

先輩ナース

複数の内分泌腺によるフィードバック

社長が部長に部長が平社員に、というふうに上位の内分泌腺が下位の内分泌腺にホルモンで命令し、下位の内分泌腺が放出したホルモン濃度の変動で上位の内分泌腺が出す命令ホルモンの量を調節するシステムが、視床下部➡下垂体前葉➡甲状腺・副腎皮質・性腺にあります。

通常は、下位の内分泌腺のホルモンが増えると、上位の内分泌腺がホルモン分泌を抑制する負のフィードバックですが、エストロゲンが増えて排卵が起こるしくみや、分娩時にひたすら増大するオキシトシンのように、正のフィードバックも存在します。

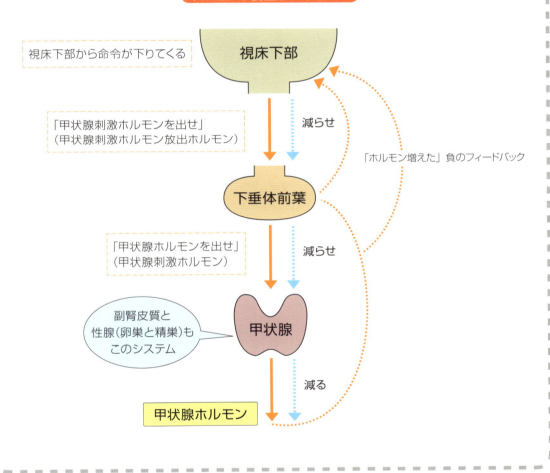

下垂体とホルモン
（おもな内分泌腺とホルモン①）

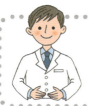

下垂体の前葉と後葉は別の組織で、前葉は視床下部の命令でホルモンを分泌する内分泌腺、後葉は視床下部の神経が2種類のホルモンを放出する部位です。

✚ 下垂体前葉のホルモンは6つ

下垂体は視床下部からのホルモン刺激で、**成長ホルモンとプロラクチン**、そしてさらに**下位の内分泌腺を刺激**するホルモンを出します。下垂体前葉から命令を受ける下位の内分泌腺は**甲状腺と副腎皮質と性腺**（卵巣と精巣）で、それぞれ甲状腺刺激ホルモン、副腎皮質刺激ホルモン、性腺刺激ホルモン（ゴナドトロピン）を受け取ります。ゴナドトロピンは黄体形成ホルモンと卵胞刺激ホルモンの2種類です。

下垂体はホルモン過剰になる良性腫瘍（機能性腺腫）ができ、先端巨大症やクッシング病や高プロラクチン血症などが起きます。

✚ 下垂体後葉のホルモンは2つ

下垂体後葉ホルモンの**オキシトシン**と**バソプレシン**は視床下部の神経細胞でつくられ、その軸索の終末がある下垂体後葉から血液中に出されます。

オキシトシンは、乳首の吸引刺激で乳汁を乳頭から射出させ、分娩時には子宮を収縮させます。

バソプレシン（ADH、抗利尿ホルモン）は腎臓の集合管にはたらきかけて尿を濃縮させるホルモンで、分泌不全になると多尿で脱水を起こす中枢性尿崩症となります。

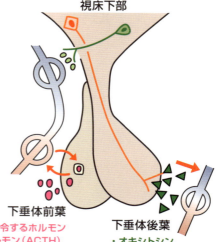

下垂体前葉と後葉のホルモン

- 成長ホルモン
- プロラクチン
- 下位の内分泌腺へ命令するホルモン
  副腎皮質刺激ホルモン（ACTH）
  甲状腺刺激ホルモン（TSH）
  性腺刺激ホルモン（ゴナドトロピン）

下垂体前葉

下垂体後葉
- オキシトシン
- バソプレシン
  （抗利尿ホルモン、ADH）

甲状腺ホルモン
（おもな内分泌腺とホルモン②）

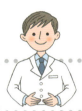

甲状腺ホルモンは全身に受容体があり、あらゆる臓器の代謝を上げます。

➕ 甲状腺の特徴

甲状腺は気管上部、喉頭のすぐ下に蝶が羽を広げたような形でついています。甲状腺内部には濾胞という袋がたくさんあり、濾胞の細胞が**ヨード**（ヨウ素）を原料にして甲状腺ホルモンをつくり、内部に貯蔵しています。そのため、内分泌腺の破壊でホルモン分泌が低下する他の内分泌腺疾患と違い、甲状腺の場合は壊れたときに貯蔵されている甲状腺ホルモンが漏れ出て一時的にホルモン過剰になることも起きます。

濾胞外の細胞からは血中カルシウム濃度を下げるカルシトニンというホルモンが出ます。

➕ 甲状腺ホルモンのはたらき

甲状腺は下垂体前葉からの甲状腺刺激ホルモン（**TSH**）の命令で甲状腺ホルモンを出します。おもな甲状腺ホルモンは、ヨードが4個の**サイロキシン**（T_4）と3個の**トリヨードサイロニン**（T_3）です。血漿タンパクと結合していない遊離型（FT_4、FT_3）だけが細胞に対しはたらくので、検査ではこれを測定します。

甲状腺ホルモンは全身の臓器に作用して代謝を活発にし、子供では身体や脳の発育に関わります。過剰だと、どんどんエネルギー生産され食べても痩せ、暑がり、血圧が上がり頻脈、腸は動き下痢するなどし、逆に低下では頭の回転も悪く元気がなくなり、ムコ多糖類が沈着して浮腫も起きます（粘液水腫）。

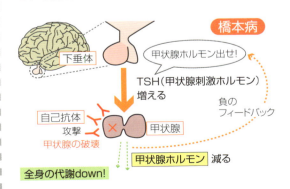

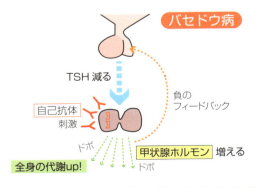

成長ホルモンとプロラクチン
（おもな内分泌腺とホルモン③）

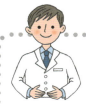

骨や筋肉を成長させる成長ホルモンと乳汁をつくるプロラクチンは下垂体から出るホルモンで、下垂体の機能性腺腫ではときに両方が過剰になります。

➕ 大人でもはたらく成長ホルモン

成長ホルモンは、細胞に直接作用するだけでなく、肝臓などでIGF-I（インスリン様成長因子、ソマトメジンC）という**骨端軟骨**に作用するペプチドを合成させて骨の成長を促進します。骨端線が閉じた大人では骨は伸びませんが、**タンパク合成**し筋肉を強くし、**脂肪分解**しエネルギーをつくり血糖値を維持するなど代謝に関わります。子どもで分泌低下すると、低身長となりますが、脳の発達に関わる甲状腺ホルモンと違い、知能低下は起きません。大人で下垂体腺腫などのために分泌過剰になると、骨端や軟部組織が肥厚し、眉弓や手足が大きくなります（**先端巨大症**）。

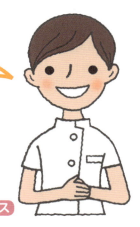

> 成長ホルモンの分泌は空腹やストレスや運動で増加するので、採血の場合は考慮しましょう。

先輩ナース

➕ プロラクチンは乳汁をつくり、性腺を抑制する

プロラクチンは妊娠中に乳腺を発達させ出産後は**乳汁**をつくるホルモンですが、性腺抑制作用もあるので、**高プロラクチン血症**は無排卵や無月経を起こし不妊の原因ともなります。ドパミンによって分泌抑制されるので、プロラクチンの過剰は下垂体腺腫の他にドパミンの産生や効果を遮断する薬剤も原因となります。

オキシトシンとバソプレシン
（おもな内分泌腺とホルモン④）

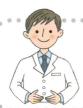

視床下部の神経は、尿を濃縮するバソプレシンと子宮収縮や射乳を行うオキシトシンの2つのペプチドホルモンをつくり、下垂体後葉から血中に放出します。

➕ バソプレシン（抗利尿ホルモン、ADH）の作用

バソプレシンは腎臓の集合管で水の再吸収を高めて尿を濃縮し体内に水を保持するホルモンです。**血漿浸透圧**のわずかな上昇に応じて放出され、大量出血などで大きく循環血流量が減少した場合も反応し、血圧と循環血液量を維持します。バソプレシンの分泌不全（中枢性尿崩症）や腎臓がバソプレシンに反応しない腎性尿崩症では、薄い尿が大量に出て口渇・多飲になり、逆にバソプレシン過剰症（SIADH）では体内の水分が多すぎて低Na血症を起こし、ひどいと細胞内に水が移動して脳浮腫を起こす危険もあります（水中毒）（本文19ページ参照）。

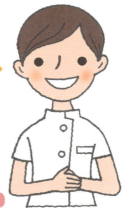

高齢者は脱水しても口渇が起きにくく、尿崩症でも水を飲まずひどい脱水になることもあるので危険です。

先輩ナース

➕ オキシトシンのおもな2つの作用

オキシトシンのおもな作用は、乳首の吸引刺激に反応し乳汁を射出することと、子宮の平滑筋収縮の2つです。分娩はオキシトシンの正のフィードバックによって促進され、出産後の子宮収縮は大きくなった子宮を元に戻し出血を減らします。

副腎皮質ホルモン
（おもな内分泌腺とホルモン⑤）

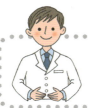

副腎皮質からは糖質コルチコイドと副腎アンドロゲン、そしてアルドステロン（電解質コルチコイド）の3種のステロイドホルモンが放出されます。

✚ 副腎皮質ホルモンが放出される刺激

糖質コルチコイド（おもにコルチゾール）と**副腎アンドロゲン**（男性ホルモン）は下垂体前葉からの副腎皮質刺激ホルモン（ACTH）の作用で放出されます（本文105・106ページ参照）。

一方、**アルドステロン**（電解質コルチコイド）はおもにアンジオテンシンⅡの刺激で放出され、Naの再吸収を増やして血圧を上げます。

✚ コルチゾールの作用とクッシング症候群

コルチゾールは全身に受容体があり、甲状腺ホルモンとともに生きるために必須のホルモンです。タンパク質や脂質の代謝で糖をつくり（**糖新生**）、ストレスに抵抗し、アレルギーや免疫や炎症を抑え、骨形成を抑え、アルドステロンやアンドロゲンと似た作用もあり、脳へ作用し情動や認知にも関わり、カテコールアミンなど様々なホルモンの作用を増強します。そのためコルチゾールが慢性的に過剰な**クッシング症候群**＊では、高血糖、タンパク分解で筋肉や皮膚が弱くなり、脂質代謝異常で中心性肥満や満月様顔貌、免疫低下、骨粗鬆症、高血圧や男性化などを起こします。

クッシング症候群

- 毛が薄くなる
- 満月様顔貌
- 頬の紅潮
- 脂肪塊（野牛肩）
- 白内障
- にきび
- 多毛
- 胃潰瘍
- 腎結石
- 月経異常
- 病的骨折
- 骨粗鬆症
- 骨粗鬆による椎体骨折
- 赤い線（皮膚が伸びた）
- 筋力低下と萎縮
- 傷が治りにくい

抗炎症・免疫抑制でよく使われるステロイド薬は合成のコルチゾールなので、長期投与で医原性のクッシング症候群が起きることにも注意しましょう。

＊**クッシング症候群**　下垂体腺腫によるクッシング症候群は**クッシング病**という。

インスリンとインクレチンのはたらき
（血糖値の調節①）

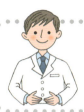
ランゲルハンス島（膵島）のβ細胞から分泌されるインスリンは、血糖値を下げるただ一つのホルモンで、消化管ホルモンのインクレチンで分泌が促進されます。

✚ インスリンが血糖値を下げる方法

インスリンは常に少量分泌されていますが（基礎分泌）、血糖値が上がると追加分泌され、血液から細胞にブドウ糖（グルコース）を取り込ませることで血糖値を下げます。ブドウ糖を取り込むのはおもに筋と肝臓と脂肪組織で、肝臓や筋でブドウ糖は**グリコゲン**に変えて貯蔵され、脂肪組織では中性**脂肪合成**が、筋では**タンパク質の合成**が促進されます。

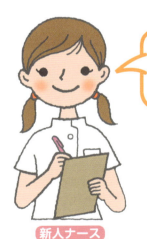

だからインスリンが過剰となるインスリノーマでは体脂肪が蓄積されて肥満になるのですね。

新人ナース

脳だけは、絶食時以外はブドウ糖だけがエネルギー源なので、インスリンの影響を受けずに糖を取り込みます。

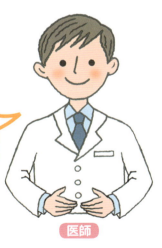

医師

✚ インスリン分泌を促進するインクレチンは小腸が出す

食事をすると栄養素の刺激で小腸からインクレチンというホルモンが出ます。インクレチンはブドウ糖濃度が高い場合だけ膵β細胞にはたらきインスリン分泌を促進するので、食後に効率的に血糖値を下げ、空腹時には低血糖を起こしにくい利点があり、糖尿病の薬にも応用されています。

また、インクレチンの効果を考えると、同じブドウ糖摂取でも、経静脈投与より経口投与の方がインスリンは分泌されやすくなります。

血糖値を上げるホルモン
（血糖値の調節②）

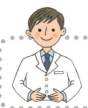

ブドウ糖は生命活動のエネルギー源であるATPの材料としてなくてはならないもののため、血糖値を上げるホルモンはいくつもあります。

血糖値を上げるしくみ

低血糖になると空腹感が起き**食事**を摂取する以外にも、ホルモンのはたらきで肝臓や筋などの中に貯蔵されている**グリコゲン**をブドウ糖に戻し血中に放出し血糖値を上げることができます。また、タンパク質や脂肪など糖でない物質からブドウ糖をつくる**糖新生**を促進して血糖値を上げることもできます。

血糖値を上げる5つのホルモン

血糖値を上げるホルモンは、膵島（すいとう）から出る**グルカゴン**、副腎皮質から出る**糖質コルチコイド**、副腎髄質から出る**アドレナリン**、そして成長や発達のために血糖値を確保する**成長ホルモン**と**甲状腺ホルモン**です。糖新生はおもに糖質コルチコイドとアドレナリンが行い、その他のホルモンもこれらとともにグリコゲンの分解や糖新生に関わり血糖値を上げます。甲状腺ホルモンは腸からの糖の吸収も促進します。これらホルモンによる脂肪分解の過程でできる酸性の**ケトン体**は、脂肪酸とともにエネルギー源になります。

低血糖発作で動悸やふるえや冷汗が出るのは、血糖値を上げるためにアドレナリンが放出されるからです。通常こういう症状は脳の機能低下による症状よりも早く出るので、低血糖の警告ともいえます。

先輩ナース

糖尿病のキホン
（血糖値の調節③）

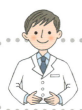

インスリンの分泌が悪い、あるいはインスリンが分泌されていても効果が出ないために慢性の高血糖となるのが糖尿病です。

糖尿病のタイプ

　糖尿病は **1型**、**2型**、妊娠にともない起きる妊娠糖尿病とその他の4つに分類されます。1型糖尿病は膵島の **β細胞が破壊**されインスリンが出ないのでインスリン注射が必要です。2型糖尿病はβ細胞はあっても何かの理由でインスリンが出ない（**インスリン分泌障害**）か、インリンが分泌されても効果が出ない（**インスリン抵抗性**）タイプのどちらかで、肥満など生活習慣病と関係が深く、食事や運動など生活改善も重要です。

　妊娠時も胎児に影響のないインスリン注射で母体の血糖管理をします。

脳がやられて昏睡の危険（急性合併症）

●低血糖による意識障害

　運動時、空腹時に糖尿病薬が効き過ぎた場合や体調不良で血糖コントロールが乱れたときなどに極度の**低血糖**になると、ブドウ糖をエネルギーとする脳が障害されます。迅速にブドウ糖を補給する必要があります。

●高血糖による意識障害

　高血糖でもインスリンがないと細胞は糖を取り込めないため、低血糖時のように脂肪を分解し、**ケトン体**が増え血液が酸性に傾く**糖尿病性ケトアシドーシス**となります。

　また、高血糖で利尿が進んでも高齢などで飲水しないと脱水が進行し、脳細胞まで**脱水**する**高血糖高浸透圧症候群**が起きます。

血管がやられる（慢性合併症）

　続く高血糖で一番障害されるのは血管の細胞のため、**細小血管**がある**腎臓**と**網膜**と**神経**が真っ先にやられ（3大合併症）、放置すれば腎透析、失明、感覚異常や自律神経障害に至ります。やがて**大血管**も動脈硬化が進み、脳血管障害、虚血性心疾患、閉塞性動脈硬化症（ASO）などが起きます。

カルシウムと骨の代謝
（カルシウム調節）

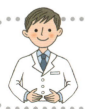

カルシウムは体内の多くの反応に関わり神経や筋肉や細胞膜を安定させるなど重要なミネラルのため、骨を溶かすなどして欠乏しないように調整されます。

➕ 骨はカルシウムを出し入れする銀行

血中カルシウム濃度が下がると、**副甲状腺ホルモン**は破骨細胞を刺激し、**骨吸収**を促進して血液にカルシウムを放出します。このとき、女性ホルモンの**エストロゲン**と甲状腺でつくられるカルシトニンは破骨細胞のはたらきを抑制します。男性ホルモンには骨を強くする作用があるため高齢でも骨折は少ないですが、女性は閉経後にエストロゲン低下で骨粗鬆症の問題が出やすくなります。

➕ 副甲状腺ホルモンとビタミンDは血中Ca濃度を上げるホルモン

副甲状腺ホルモンは骨吸収と同時に腎臓でのCa再吸収を促進します。**ビタミンD**は腎臓で活性化すると、尿生成でCa再吸収を促進すると同時に小腸でのCa吸収を促進します。ビタミンDはキノコや魚など食物からも摂れますが、皮膚が紫外線にあたるとコレステロールから合成されるステロイドホルモンでもあります。

カルシウムには神経や筋肉の異常な興奮を抑える作用があるので、低カルシウム血症では指や唇がしびれ筋肉がつるテタニー症状が起きます。

先輩ナース

高血圧になるホルモンの疾患
（ホルモンと高血圧）

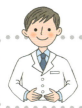

血圧はホルモンにより、血管収縮や水やナトリウムをためて血液量を増やすことで上昇するので、内分泌疾患によって高血圧になることもあります。

➕ 副腎髄質のホルモンは交感神経と同じ

副腎髄質から出るカテコールアミン（**アドレナリンとノルアドレナリン**）は交感神経の刺激で放出され、その作用は交感神経と同様で、心機能が亢進し血管収縮することで血圧が上がります。褐色細胞腫は副腎髄質などの組織でカテコールアミンが過剰に産生される疾患で、代謝が亢進し、アドレナリンの作用で高血糖も起きます。

アルドステロンとコルチゾール

アルドステロンはNaの再吸収を増やすことで体内の水を増やし血圧を上げるので、アルドステロン過剰となる**原発性アルドステロン症**では高血圧になります。

糖質コルチコイドはアルドステロンと同様の作用があるだけでなくカテコールアミンの感受性を上げるため、**クッシング症候群**でも高血圧になります。

甲状腺ホルモンは最高血圧を上げる

甲状腺機能亢進症では、甲状腺ホルモンにより心機能が亢進し頻脈となり心拍出量が上がるので最高血圧が上がります。しかし、代謝亢進で血管は拡張し最低血圧は低下します（脈圧が上がる）。

脂肪が出すホルモンと脂質異常症
（脂肪細胞のホルモン）

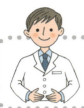

脂肪細胞が出すホルモンには糖代謝や脂肪代謝に関わる善玉と悪玉があり、悪玉タイプは動脈硬化を起こしメタボリックシンドロームに関わります。

➕ 脂肪細胞が出すホルモン（アディポサイトカイン）

皮下脂肪にある小型脂肪細胞は食欲を減らすレプチンや、動脈硬化や炎症を抑えてインスリン感受性を上げるアディポネクチンという善玉ホルモンを出しますが、腸間膜にたまる**内臓脂肪**の大型脂肪細胞はこうした善玉ホルモンをすべて抑制し、血栓をつくり動脈硬化を促進する悪玉ホルモンをいくつも出します。そのため、内臓脂肪がたまることが大きな問題となります。

➕ リポタンパクの種類と脂質異常症

脂質はタンパク質と結びつき、**リポ蛋白**として血液に溶けています。そのリポ蛋白の中で、末梢組織にコレステロールを運ぶ**LDL**が多いか、末梢から余分なコレステロールを回収し肝臓に運ぶ**HDL**が少ないか、もしくは**中性脂肪**（トリグリセリド）が多い場合を、**動脈硬化**が進む危険のある**脂質異常症**とみなします。

➕ メタボリックシンドロームって何？

内臓脂肪型肥満、脂質異常症、高血圧、糖尿病は互いに関わって動脈硬化を進行させ、結果的に虚血性心疾患などの危険が増すため、これらをまとめてメタボリックシンドロームという病態としてとらえます。

メタボリックシンドロームを発見し、早くから生活習慣を改善し治療すれば、これらの要素を全部まとめて効率的に軽減できるという発想で生まれた概念です。

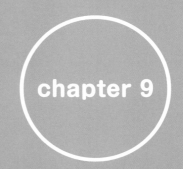

chapter 9

からだを支え動かすしくみ
（運動器）

神経と筋肉の関係や、骨や関節のしくみを知ると
身体の動きの不調が理解できます。

骨の構造のキホン
（骨と関節のキホン①）

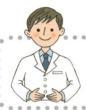

骨は常につくられ壊され、新しく生まれ変わっています。その造骨と破骨のバランスが崩れると骨は弱くなり、骨折しやすくなります。

➕ 骨はいつもつくられ壊されている（骨のリモデリング）

骨は常に、**破骨細胞**によって壊され（**骨吸収**）、**骨芽細胞**によってつくられ（**骨形成**）、荷重や血中カルシウム濃度に応じて更新されています。そして骨芽細胞は骨細胞となり、周囲をコラーゲンやカルシウムやリンなどの細胞外基質が埋め、血液から栄養を得て骨が成り立っています。骨吸収が骨形成を上回ると骨はもろくなります。表層の骨は緻密ですが、内側はスポンジ状の海綿骨で、さらに中心に髄腔がある骨もあります。副鼻腔をつくる顔面と頭部の含気骨を除き、海綿骨と髄腔には骨髄が入っています。

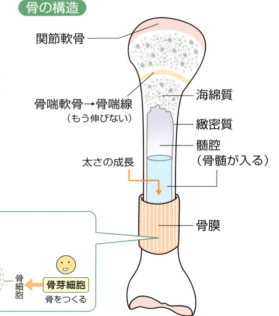

➕ 骨の成長と骨折の治癒

子供の骨は**骨端軟骨**に成長ホルモンが作用して長軸方向に成長し、骨端軟骨がなくなり骨端線となるともう伸びません。骨の太さの成長は**骨膜**と骨の間で起こります。骨折した場合はケガの治癒と同じように肉芽組織ができ（本文26ページ参照）、折れた部位に骨芽細胞と破骨細胞が集まり結合組織の仮骨をつくり、やがてそれが骨化して治ります。子供の骨はしなやかで、亀裂ができ曲がっても完全に折れないことがあります（**若木骨折**）。

脊椎と神経の位置関係
（骨と関節のキホン②）

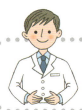

脊髄は脊柱の中にあり、椎骨の間の後方から脊髄神経が出るため、椎骨や関わる靭帯、椎間板の問題で神経が圧迫を受けていろいろな症状が出ます。

脊髄と椎体と椎間板の位置関係

椎骨前部の丸い部分である椎体の間には線維軟骨の**椎間板**がクッションとして挟まれ、椎体の前と後ろに縦に走る前縦靭帯と後縦靭帯が椎間板を保護しています。椎体の後ろの椎孔は重なって**脊柱管**というトンネルをつくり内部に**脊髄**が通り、脊柱管の後面には黄色靭帯があります。周囲の骨の変形、縦靭帯の変性、椎間板ヘルニアなどで脊柱管が狭まり脊髄が圧迫されるとレベルに応じた障害が現れます。

脊髄と椎間板の位置関係

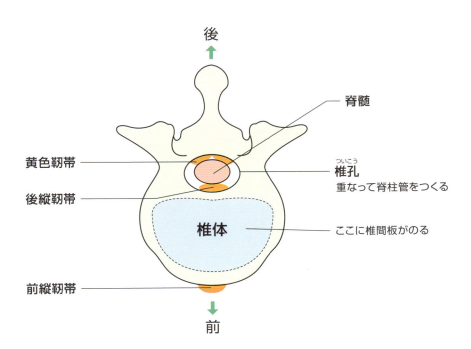

脊髄神経の始まり（神経根とは）

中枢である脊髄から末梢神経が出た直後の太い部位が**神経根**です。神経根の内部は前根と後根に分かれ、**前根**は脊髄前角に細胞体がある**運動神経**を、**後根**は**感覚神経**とその細胞体の集まりである脊髄神経節（**後根神経節**）を含みます。前根と後根はすぐ合流し、**脊髄神経**として椎骨間の後方の隙間（椎間孔）から出て末梢に向かいます。椎間板の外側の線維が損傷し内部の柔らかい髄核が飛び出るのが椎間板ヘルニアで、神経根が圧迫されやすく末梢の痛みや麻痺が出ます。

神経根

後根 感覚神経
前根 運動神経
神経根
脊髄（中枢神経）
神経根
脊髄神経（末梢神経）
前角
脊髄の圧迫（脊髄症）
神経根の圧迫（神経根症）骨棘や椎間板ヘルニアなどによる

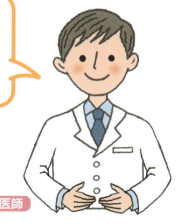

椎間孔は後方にあるので、脊髄神経の障害がある場合は体幹を後ろに反らしてはいけません。また、歩き続けると下肢が痛く足をひきずるようになり、休むと治る間欠性跛行は、神経障害が原因の場合は前屈で痛みが軽減しますが、動脈閉塞（ASO）の場合は休憩が必要です。

医師

動く関節のかたちのキホン
(骨と関節のキホン③)

線維や軟骨で結合しほとんど動かない関節と違い、自由に動く可動関節は滑膜関節ともいい、内部の関節軟骨は滑膜から出る滑液に養われています。

自由に動く関節をつくる要素

関節内の骨は、**関節頭**にくぼんだ**関節窩**が向き合い、関節面は水分の多い**関節軟骨**です。周囲は**関節包**が包み、その内側の**滑膜**はヒアルロン酸などを含む**滑液**を関節腔に出します。骨と違い軟骨には基本的に血管がなく、関節が動くことで滑液がしみ込み養われます。

靭帯は関節を補強するコラーゲン線維の帯で、膝や股関節など強い力がかかる関節は関節外だけでなく内部にも靭帯があります。顎や膝関節などには半月板や関節円板という線維軟骨が入り関節面の動きを安定させています。

関節の基本構造

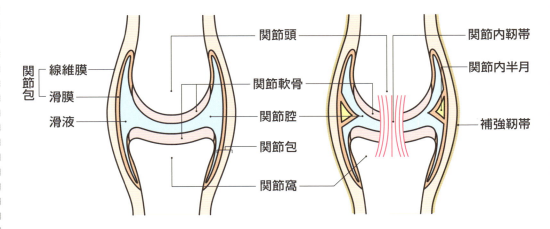

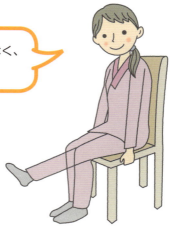

> 関節軟骨は壊れると自ら修復することはなく、関節を動かさなければ萎縮してしまう…。

変形性関節症と関節リウマチはどこが違うの？

変形性関節症（OA）は、加齢などで**関節軟骨**がすり減ることから始まり、それに反応した周囲の骨も変形し**骨棘**ができ痛みが起きます。膝、股関節など大きな関節が主ですが、遠位指節間関節（DIP）にもよく起きます（ヘバーデン結節）。

関節リウマチ（RA）は、自己免疫疾患、膠原病で、**滑膜**の炎症からはじまり、周囲の骨や結合組織に破壊が及びます。30代頃の女性に多く、小さい関節をはじめ複数の関節に起こりやすく、全身疾患ととらえます（本文46ページ参照）。

問題は筋肉？ 神経？ 神経筋接合部？（筋肉の麻痺や筋力低下の原因）

筋肉の炎症が起きる自己免疫疾患の多発性筋炎や遺伝病で筋細胞が変性する筋ジストロフィーは筋肉の問題、脳疾患や筋萎縮性側索硬化症やニューロパチー（末梢神経障害）は神経の問題、アセチルコリンが放出されなくなるボツリヌス中毒や自己免疫で抗アセチルコリン受容体抗体ができる重症筋無力症などは神経筋接合部に起きる問題です。その他にも、ミトコンドリアの障害（ATPの問題）やCa代謝など、運動麻痺や筋力低下は様々な理由で起きますが、筋収縮のしくみがわかるとそれぞれが区別できます。

骨格筋の収縮に関わるもの
（骨格筋のキホン①）

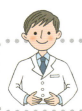

筋肉の収縮には、神経、アセチルコリンとその受容体、カルシウム、ATPなど多くの要素が関わるため、筋肉が動かなくなる原因はいくつもあります。

筋肉が収縮するしくみに関わる要素

　脳や脊髄（中枢神経）の指令は**運動神経**（末梢神経）に受け渡され、伝導された情報が**神経筋接合部**に達すると、運動神経は**アセチルコリン**を放出します。筋の細胞膜が**アセチルコリン受容体**でそれを受けると、筋小胞体内部から**Ca^{2+}**が放出されます。筋肉内にはアクチンとミオシンというタンパク質でできたフィラメントがあり、それらの結合はCa^{2+}で変化し、ATPのエネルギーを使ってアクチンがミオシンに滑り込むことで骨格筋が収縮します。

筋肉が収縮するしくみ

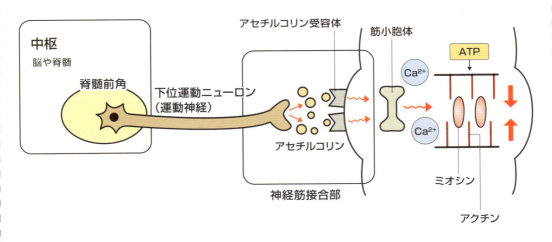

骨格筋の動きと収縮のしかた
（骨格筋のキホン②）

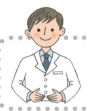

筋肉の起始・停止から動きの方向を理解し、収縮の違いを知ることはリハビリにも役立ちます。

筋肉の起始と停止を知れば動きがわかる

骨格筋はたいてい関節をまたぎ、大腿四頭筋の腱は膝蓋骨を含んで膝関節を超え脛骨に停止するので膝の伸展を行う、というように停止側に長めの腱があり、通常は停止側を起始側に近づける運動をします。運動の向きがわかるので、それぞれの筋の名前だけでなく**起始**と**停止**を覚えることも重要です。

起始・停止に特徴がある筋として、ドーム状の横隔膜は胸郭周囲から起始し中央の腱中心に集まり停止するため、収縮すると下がり吸気ができます。**括約筋**は管や孔を閉める輪状の筋で、外肛門括約筋や外尿道括約筋は排泄を意識的に制御しますが、内肛門括約筋や内尿道括約筋や瞳孔括約筋などは自律神経支配の平滑筋で自動的に調節されます。顔面の表情筋は骨ではなく皮膚に付着し皮膚を動かす皮筋です。

等尺性収縮と等張性収縮それぞれの利点
（2種類の筋収縮とリハビリ）

●**等尺性収縮**

排便時に腹筋で力む、力こぶをつくる、壁を押すなどの場合の筋の長さが変わらない収縮です。血圧が大きく上がるので心臓血管系の障害のリハビリでは推奨できません。しかし、関節を動かさないので、変形性関節症などで動くと痛みが出る場合にも筋力低下を防ぐ運動として行えます。

●**等張性収縮**

関節を動かし、荷重と同じ張力を保ち収縮する運動です。リハビリでは、運動強度が心拍数に反映するため、心拍数をみながら調節し、無理なく行うことができます。

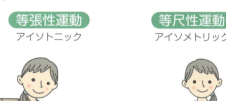

等張性運動　アイソトニック　　等尺性運動　アイソメトリック

脳と神経のキホン
(神経系)

脳は末梢神経と情報を受け渡し、動かし、
感じ、内臓調節し、高度な認知も行います。

神経組織とシナプスって何？
（神経組織のキホン）

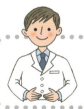

神経組織は神経細胞とその支持細胞からなり、神経細胞の軸索は電気の伝導で、先端の神経終末では神経伝達物質で、次の神経に情報が伝わります。

✚ 神経を守る支持細胞の役割

中枢神経にはグリア、末梢神経はシュワン細胞という支持細胞があり、神経細胞（ニューロン）の核のある**細胞体**から伸びる軸索を包みます。支持細胞が**軸索**をぐるぐる取り巻いて**髄鞘**という絶縁体をつくっている**有髄神経**は、髄鞘を跳んで電気が伝わるため、無髄神経に比べ高速で情報が軸索を**伝導**します。また、脳のグリアは髄鞘を作る以外に、貪食して異物を除去し、血管と神経細胞の間で物質の出入りを制限します（血液脳関門）。

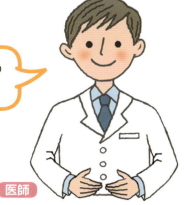

多発性硬化症は中枢で、ギランバレー症候群の一部は末梢で、髄鞘が壊れる（脱髄）疾患です。

医師

✚ シナプスでは次の神経に伝達物質で情報を渡す

神経が物質を受け渡す場所がシナプスです。アセチルコリン（ACh）がAChエステラーゼで分解されるなど、放出された**神経伝達物質**は分解され再び元の神経に取り込まれるので、過剰な刺激は続きません。シナプスには薬が作用し、例えば、抗コリン薬はAChの受容体を遮断してAChのはたらきを弱め、AChエステラーゼ阻害薬はAChのはたらきを強めます。

脳を養う動脈のキホン
（脳のキホン①）

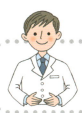

脳に行く動脈がどこかで少し流れが悪くても脳の血流が保たれる大脳動脈輪のしくみがありますが、その先の動脈は障害されると大変です。

➕ 脳を養う動脈の分布

脳の血管は、前からの左右の**内頸動脈**と後ろから左右の**椎骨動脈**が合わさった脳底動脈が合流し**ウィリス動脈輪**をつくり、内頸動脈や椎骨動脈のどれかで血流が妨げられても補いあって虚血が防げるようになっています。腎臓や肝臓など門から血管が入る他の実質臓器と違い、脳は表層から栄養を受け、動脈輪から出る前・中・後大脳動脈などが脳の表面を走り皮質に枝を出しますが、一部、穿通枝という細い枝が直接脳内に入り大脳基底核や視床などに分布します。脳の動脈は終動脈で、梗塞や出血で細胞が壊死します。

他の毛細血管と違い脳の毛細血管は透過性がかなり低い上に、星状グリアが神経細胞との間に入って物質の出入りが厳しく制限されています。これが**血液脳関門（BBB）**というしくみです。

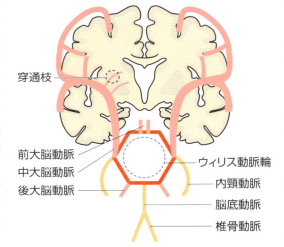

脳の動脈

穿通枝・前大脳動脈・中大脳動脈・後大脳動脈・ウィリス動脈輪・内頸動脈・脳底動脈・椎骨動脈

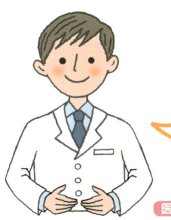

ラクナ梗塞は高血圧が原因で起きる細い穿通枝の梗塞で、比較的症状は軽いことが多いです。

医師

脳をつつむ髄膜と脳脊髄液の流れ
（脳のキホン②）

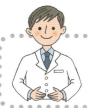

脳と脊髄は硬膜・クモ膜・軟膜の3枚の髄膜に包まれます。脳内の脳室とクモ膜下腔は脳脊髄液で満たされ脳と脊髄はその中で保護されています。

3枚の髄膜と脳脊髄液の流れ

脳と脊髄は外側から、**硬膜、クモ膜、軟膜**に包まれます。**クモ膜下腔**には**脳脊髄液**が入り髄膜とともに脳と脊髄を保護しています。硬膜は丈夫な膜で、左右の大脳半球の間（大脳鎌）や大脳と小脳の間（小脳テント）などの仕切りにもなっています。クモ膜下腔を脳内へ入る動脈が通ります。

脳脊髄液は脳内にある**脳室**という空間でつくられ、クモ膜下腔に出て、硬膜の間の静脈洞という脳表面で静脈の役割をするトンネルに入り吸収され、一定量を保っています。

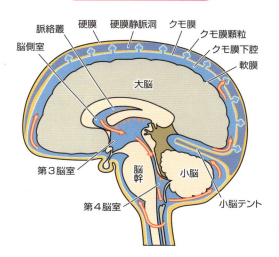

髄膜と脳脊髄液の流れ

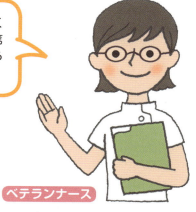

クモ膜下出血というのは"脳内へ行く動脈が切れた"ということだから重篤なのです。しかも液体中の出血だから止血しにくいです。

ベテランナース

脳の区分とはたらき
（脳のキホン③）

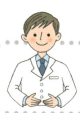

脳は、大脳皮質や大脳基底核や間脳を含む大脳、小脳、中脳・橋・延髄からなる脳幹に区分され、それぞれ違う機能を担っています。

脳の部位と担当の仕事

●大脳
表面の神経細胞体の集まり（灰白質）が**大脳皮質**です。外面の**新皮質**が高度な認知や知的活動を行う一方、脳の底面やへりの皮質は古く、記憶に不可欠な海馬などの周囲の組織とともに**大脳辺縁系**と呼ばれ、嗅覚や本能や情動に関わります。大脳深部の細胞体の集合である**大脳基底核**は不随意運動を調節します。大脳の基部にある間脳の**視床**は嗅覚以外の感覚を中継し、**視床下部**は本能や情動行動、自律神経と内分泌の最高中枢です。

●小脳
無意識に身体を協調させて運動をスムーズにすばやく行う調節をし、姿勢を正常に保ちます。

●脳幹
生命維持し、大脳を覚醒させ、姿勢反射など運動にも関わります。中脳に対光反射の中枢が、延髄には循環・呼吸・排尿・嘔吐や嚥下などの中枢があります。Ⅲ以下の脳神経は脳幹から出ます。

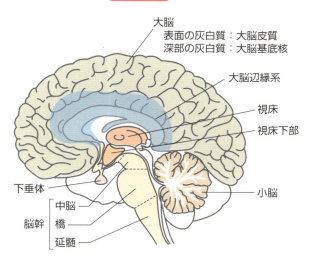

脳の部位

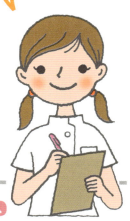

脳幹出血だったら命が危ないけれど、うまく歩けずろれつが回らない？　…小脳梗塞かしら？

新人ナース

10　脳と神経のキホン（神経系）

大脳皮質は部位によって機能が違う
（脳のキホン④）

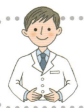

大脳皮質は、前頭葉、頭頂葉、後頭葉、側頭葉に分けられ、それぞれの葉の中でも、どの部位の細胞が何を担当しているかが決まっています（機能局在）。

4つの葉の代表的なはたらき

前頭葉の中心溝のすぐ前（中心前回）には**体性運動野**、頭頂葉の中心溝のすぐ後（中心後回）には**体性感覚野**、その下部周辺に**味覚野**、後頭葉に**視覚野**、側頭葉に**聴覚野**があります。**嗅覚野**は脳の底面とへりにあたる側頭葉の内側周辺にあります。これらの部位のはたらきは明確で、左右の大脳半球でほぼ同じです。

これ以外の大脳皮質の約9割を占める部位は**連合野**＊と呼ばれ、左右で違う複雑な高次機能を担います。

高度で複雑なはたらきを行う連合野

連合野は近くの感覚野や運動野のより高度な情報処理を行うだけでなく、情報を統合し考え判断し記憶するなど高次機能を担当します。言語中枢がある側の脳は優位半球と呼ばれ、ほとんどの人が左脳です。話したり書いたり言語を表現する運動性言語（ブローカ）野は運動野の近くに、聞いたり読んだり言語を理解する感覚性言語（ウェルニッケ）野は聴覚野の後ろにあります。前頭連合野には、人格を保ち創造力を発揮し、人間らしく社会の中で生きるために必要な機能があります。

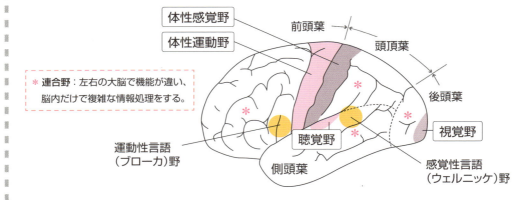

大脳皮質の機能局在

＊連合野：左右の大脳で機能が違い、脳内だけで複雑な情報処理をする。

連合野の障害はとても複雑（高次脳機能障害）

前頭葉の障害では、人格が変化し反社会的な行動をしたり、集中できず、記憶や判断力が低下したり、段取りに従った行動ができず、感情を抑えられなくなったりします。言語野の障害では、言語を表せない運動性（ブローカ）失語、言語理解ができない感覚性（ウェルニッケ）失語とその混じった症状の**失語**、その他にもすべての葉の連合野の障害で、視覚や体性感覚など感覚そのものに異常はないのに対象物がわからなくなる**失認**、運動や知能は問題ないのに正しい動作ができない**失行**などが起きます。

> 高次脳機能障害は身体障害が軽く障害が目立たないこともありますが、日常生活への支障は大きいので見落とさないように注意しましょう。

column

認知症と脳の障害部位

脳の神経が進行性に変性していく**変性性認知症**は大きくわけて3つですが、脳の障害部位によって特徴的な症状があります。**アルツハイマー型認知症**は海馬の萎縮が大きく記憶の問題、頭頂葉や側頭葉の障害で見当識障害や物盗られ妄想などが出ます。**レビー小体型認知症**では後頭葉が強く障害され、幻視が特徴的な症状です。前頭側頭型認知症の一つである**ピック病**は前頭葉の変化で人格が変わり反社会的な行動をとります。

脳梗塞や脳出血などによる**脳血管性認知症**は、血管の障害部位により異なる症状が起きますが、連合野の障害で感情の抑制がきかなくなり些細なことで泣いたり怒ったりする情動失禁が起きやすい特徴があります。

12対の脳神経とその障害
（脳神経）

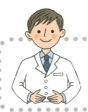

脳に出入りする末梢神経が脳神経で、全部で左右12対あります。障害される原因や症状をそれぞれの代表的なはたらきから学びましょう。

12対の脳神経のおもなはたらきと関わる障害

嗅神経（Ⅰ）：鼻腔から篩骨の篩板を通って脳の嗅球に嗅覚を伝えるため、脳腫瘍など脳のそのものの疾患以外に、鼻疾患や事故による篩板骨折でも嗅覚脱失が起こります。

視神経（Ⅱ）：脳動脈瘤や脳腫瘍などで圧迫されると視覚障害が出ます。視交叉では、内側の線維のみ反対側の脳へ行くので、視交叉のすぐ後ろにある下垂体に腺腫ができ圧迫されると外側が見えない**両耳側半盲**が起きます。

動眼神経（Ⅲ）：眼球と上まぶたを動かし、縮瞳するので、動脈瘤などで**複視、散瞳、眼瞼下垂**が起きます。

12対の脳神経

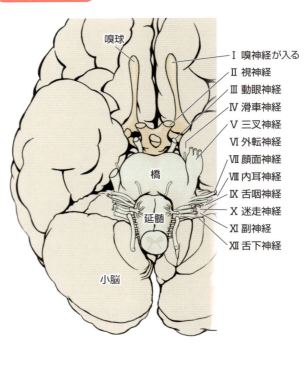

- Ⅰ 嗅神経が入る
- Ⅱ 視神経
- Ⅲ 動眼神経
- Ⅳ 滑車神経
- Ⅴ 三叉神経
- Ⅵ 外転神経
- Ⅶ 顔面神経
- Ⅷ 内耳神経
- Ⅸ 舌咽神経
- Ⅹ 迷走神経
- Ⅺ 副神経
- Ⅻ 舌下神経

嗅球／橋／延髄／小脳

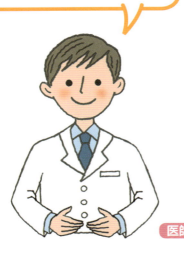

脳血管の問題で目に問題が起きやすいのは、視神経と動眼神経と外転神経が脳の大きな動脈の近くを通るからです。

医師

滑車神経（Ⅳ）：目を内下方へ向けるので、障害で複視が起きると健側に頭を傾けて調整しようとします。
三叉神経（Ⅴ）：第3枝（V_3）のみ咀嚼筋を動かす運動性の神経も含みますが、基本的には顔面の感覚を担当するので、血管に圧迫されることで特定の枝の領域に激痛が起きる**三叉神経痛**となります。
外転神経（Ⅵ）：目を外側へ向けるので、障害されると患側の目だけ内側を向いて複視となります。
顔面神経（Ⅶ）：基本的には表情筋を支配する運動神経なので、障害されると**顔面神経麻痺**が起きます。上部の顔面筋のみ左右両方の脳から神経が入るため、片側の脳疾患による顔面麻痺はおでこのしわ寄せが可能です（末梢性の麻痺では片側のおでこのしわ寄せ不可）。
内耳神経（Ⅷ）：聴覚を伝える蝸牛神経と平衡覚を伝える前庭神経からなり、前庭神経炎では**めまい**や眼振が、内耳神経の良性腫瘍である聴神経鞘腫では蝸牛神経の障害で耳鳴りや**難聴**も起きます。
舌咽神経（Ⅸ）：迷走神経とともに舌と咽の動きや感覚を支配し、唾液の分泌も担当します。迷走神経の近くを走行するため迷走神経と一緒に障害されることがほとんどです。
迷走神経（Ⅹ）：咽頭と喉頭の感覚と運動の他に、胸腹部の副交感神経として**内臓を支配**します。**反回神経麻痺**では**嗄声**（しわがれ声）が起きます（本文65ページ参照）。
副神経（Ⅺ）：僧帽筋と胸鎖乳突筋を支配するので障害されるとそれらの筋力低下が起きます。
舌下神経（Ⅻ）：**舌筋**を動かす運動神経で、舌咽や迷走神経とともに障害を受けることがよくあります。

> **球麻痺**
> 延髄が球形なので、延髄から出る舌咽、迷走、舌下神経の障害やそれらに支配されるのどや舌の筋の異常をまとめて球麻痺と呼びます。構音障害、嚥下障害、舌の異常や萎縮などが起こります。

column
脳神経の障害でいう中枢性と末梢性、核上性と核下性って何？

　脳神経は末梢神経で、指令を出すのは脳という中枢神経です。動眼神経（Ⅲ）以下の脳神経は脳幹に脳神経核という神経細胞体の集まりがあり、脳神経はそこから出発もしくはそこに到達します。つまり、障害部位がその核より上（核上性）なら脳の問題（中枢性）、核より末梢（核下性）なら末梢性の神経障害というのです。核上性麻痺、核下性運動障害などという用語も同じ意味で使います。

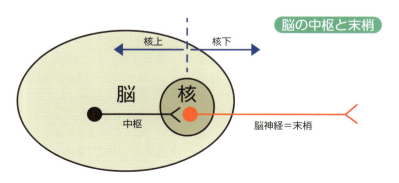

脳の中枢と末梢

脊髄神経の名前と神経叢
（脊髄神経①）

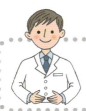

中枢神経である脊髄は脳から続いて脊柱管の中にあり、各椎骨の間から末梢神経である脊髄神経が脊柱の外に出ています。

➕ 脊髄のレベルと脊髄神経の名前

脳から続く脊髄は、脊柱管内で髄膜に包まれ脳脊髄液に浮き、第2腰椎（L2）あたりより下は**馬尾**という分散した形になっています。脊髄神経はそれぞれ椎骨間の椎間孔から出るので椎骨に対応する名前になっており、頸神経のみ第1頸椎（C1）の上から頸神経（C1）が出るので椎骨に無い番号のC8までありますが、それ以下は出発する上の椎骨と同じ番号です。

例）第4腰椎（L4）の下から出る脊髄神経はL4

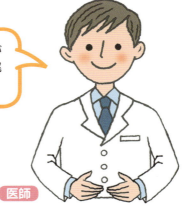

左右の腸骨稜を結んだヤコビー線がL4の下あたり、そこでは脊髄は馬尾だから腰椎穿刺も大丈夫。

医師

➕ 上下レベルの脊髄神経が混ざる神経叢

脊髄神経は椎間孔を出ると前枝と後枝に分かれます。脊柱起立筋など背部の体幹筋と背部の皮膚は後枝が支配しますが、それ以外はすべて前枝支配で、前枝は複数レベルの神経が合流し混ざったあとに再び分かれて末梢へ向かう**神経叢**をつくります。

頸神経叢からでる神経は頸部を支配する以外に、横隔膜を動かす横隔神経も出ます。上肢はC5～T1からなる**腕神経叢**に支配される、つまり主に頸神経が上肢担当です。肋間神経は神経叢をつくりません。**腰仙骨神経叢**からは、骨盤内や下肢を支配する神経が出ます。仙骨神経叢から出る最大の神経が坐骨神経です。

134

脊髄神経の障害と筋肉の麻痺
（脊髄神経②）

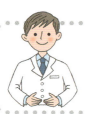

それぞれの骨格筋を動かす担当の脊髄神経があります。末梢神経障害（ニューロパチー）と運動麻痺の関係を理解するために基本的な対応を覚えましょう。

おもな骨格筋とそれを支配する脊髄神経のポイント

●横隔膜

最大の呼吸筋の横隔膜を支配する**横隔神経**はC3〜5から出るので、頸の損傷は命に関わります。

●上肢の筋

三角筋注射は腋窩の後ろから三角筋へ入る**腋窩神経**を避けるために肩峰より後部は避けます。上肢後面（伸筋）の多くの筋を支配する**橈骨神経**は圧迫を受けやすい上腕上部の内側を通り、麻痺で**下垂手**が起きます。**正中神経**は前腕の屈筋と小指以外の手掌を支配するので、障害されると母指球が萎縮します（猿手）、**尺骨神経**は前腕と手の内側の筋を支配し、肘内側を通る部位で圧迫を受けやすいですが、正中神経と違い手根管を通らないので手根管症候群では麻痺しません。尺骨神経麻痺で鷲手になります。

●下肢の筋

大腿四頭筋など大腿前面は**大腿神経**（L2〜4）、内転筋は閉鎖神経に支配されますが、大腿と下腿後面、下腿前面と足はすべて**坐骨神経**とその枝（L4〜S3）が支配します。特に**総腓骨神経**は腓骨頭のすぐ下を通るので、長期に股関節外旋位の仰臥位で寝ると圧迫を受けて足の背屈を行う前脛骨筋が麻痺し、**下垂足**を起こします。殿筋内注射を殿部の上外側にするのは、内側にある中殿筋を支配する上殿神経や、下部を通る大殿筋や陰部へ行く神経と太い坐骨神経を傷つけないためです。

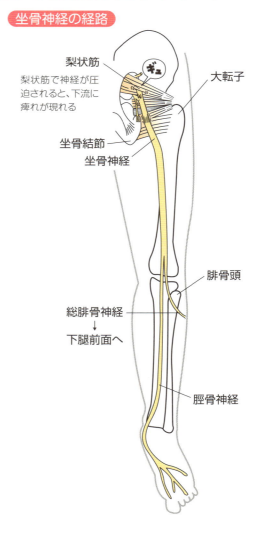

坐骨神経の経路

梨状筋 / 大転子 / 梨状筋で神経が圧迫されると、下流に痺れが現れる / 坐骨結節 / 坐骨神経 / 腓骨頭 / 総腓骨神経 → 下腿前面へ / 脛骨神経

意識的にからだを動かすしくみ
（運動の指令系統①）

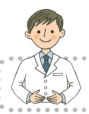

自分の意志で身体を動かす指令が伝わる伝導路を錐体路といいます。

✚ 意識的な運動を行う錐体路をたどろう！

随意運動は、大脳皮質の**体性運動野**にある細胞の命令がその軸索を伝わり、大脳の**内包**という白質の通路を通り、延髄の錐体という部位でほとんどが左右反対側へ移動しそのまま脊髄の側索を下り、最後に脊髄前角に細胞体がある運動神経にバトンタッチします。**運動神経**はそのまま担当の筋肉に達し筋が動きます。

脳から脊髄までの神経が**上位運動ニューロン**、脊髄前角から下位の運動神経が**下位運動ニューロン**です。

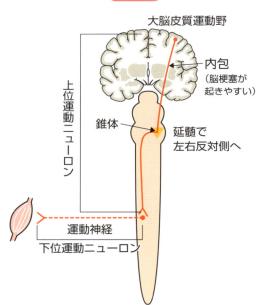

錐体路

大脳皮質運動野
内包（脳梗塞が起きやすい）
錐体
延髄で左右反対側へ
上位運動ニューロン
運動神経
下位運動ニューロン

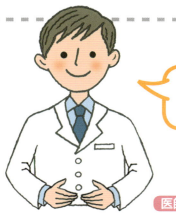

筋萎縮性側索硬化症（ALS）は上位と下位、両方の運動ニューロンだけが障害される疾患です。

医師

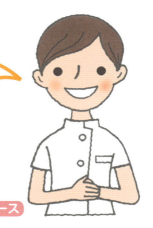

> 内包は脳梗塞の起きやすい部位なので、片麻痺になることが多いのです。

先輩ナース

障害部位と麻痺の部位の対応

錐体路は交叉するので、脳卒中などで片側の大脳が障害されると反対側の身体が**片麻痺**になります。頸神経の出る頸髄の障害は**四肢麻痺**、それ以下の脊髄の障害は両下肢が麻痺する**対麻痺**になります。特定の部位だけ麻痺する**単麻痺**は、非常に限られた大脳皮質運動野の障害か運動神経（末梢神経）の障害です。

頭蓋内圧亢進と脳ヘルニア

脳は頭蓋骨に囲まれているため、血腫や腫瘍や水分がたまっても他の臓器と違い逃げ場がなく、内圧が高まり圧迫されて障害が出ます。慢性硬膜下血腫は脳自体の問題ではなくても脳が圧されて認知症状や歩行障害などが出ます。**頭蓋内圧亢進**は、頭痛や嘔吐や視覚障害（うっ血乳頭）などの症状が出て、さらに圧が高まると脳が大脳鎌や小脳テントや大後頭孔などの仕切りを越えて飛び出る**脳ヘルニア**となるため、早期に見つけて対処することが重要です。

無意識にからだをうまく動かすしくみ
（運動の指令系統②）

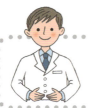

意識しなくても、バランスを取り身体をスムーズにすばやく動かせるのは、自分の意志で身体を動かす錐体路とは違う調節システムがあるからです。

無意識に運動を調節する経路は複雑！

不随意運動の調節は、随意運動の錐体路と対比して錐体外路とも呼ばれますが、特定の経路があるわけではありません。おもな担当は大脳深部にある**大脳基底核**で、中脳の黒質がつくる**ドパミン**により動きに適度なブレーキをかけ調節します。

また、**小脳**も脊髄からの深部感覚、耳からの平衡覚を統合して姿勢や動きを調節するので、障害されると、動かすと手がふるえる、千鳥足、ろれつがまわらないなどの症状がでます。

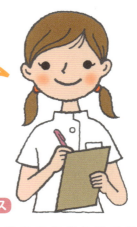

自分の意志で動くことはできるけれど、うまく動けなかったり勝手に動いたりする、ということですね。

新人ナース

パーキンソン病とパーキンソン症候群

中脳の**黒質***が変性し**ドパミン**が欠乏して起こるのがパーキンソン病です。手足がふるえ（安静時振戦）、筋肉の動きが硬く（筋強剛・固縮）、動作がゆっくりで表情がない（無動）、前屈みで転びやすく（姿勢反射障害）、足がすくんで動かないかと思うと突進する、便秘など自律神経障害がおもな症状です。ドパミンは血液脳関門を通過できないので、前駆物質のレボドパが薬として使われます。薬剤や脳血管障害など、黒質の変性以外の理由で似た症状が出たものはパーキンソン症候群といいます。

＊**黒質**　メラニンを含む細胞の集まりで黒く見える。

いろいろな感覚とからだの部位
（感覚のしくみ①）

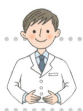

感覚にはいくつか種類があり、大脳皮質に伝わる経路に違いがあります。また、脊髄神経の感覚は担当する皮膚の部位がある程度決まっています。

特殊感覚と体性感覚って何？

視覚・聴覚と平衡覚・味覚・嗅覚など頭部だけにある感覚が**特殊感覚**です。一方、痛覚などの**皮膚感覚**や、筋肉などから来る情報で関節の角度や動きの方向を知る**深部感覚**は全身にある**体性感覚**です。**内臓感覚**はおもに迷走神経が担当します。

体性感覚の感覚神経はふたまたで、末梢の刺激は後根神経節（こうこん）を過ぎ後根から脊髄に入って上行します。温痛覚は脊髄に入ってすぐ線維を変えて左右反対側に行き、深部感覚や触覚の一部は同側を上行し延髄で反対側に行くので、脊髄の損傷部位によっては感覚の種類で左右差があります。

脊髄神経に対応するおもなデルマトームを覚えよう

脊髄神経のレベルに対応して帯状に皮膚の感覚支配が分布することをデルマトーム（皮膚分節）といいます。個人差はありますが、親指がC6、乳頭がT4、臍（へそ）がT10、足の親指がL5、肛門がS5あたりです。

脊髄後角や神経根の障害であるなら、対応するデルマトームから障害レベルが推察でき、逆にデルマトームと感覚障害が一致しない場合は原因が別のところにあることがわかります。

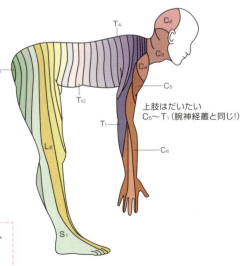

デルマトーム

上肢はだいたいC5～T1（腕神経叢と同じ！）

皮膚分節（デルマトーム）は境界が曖昧なので、本によって少しずつ違いがある。
違いを気にせず大まかに覚えるほうがよい。

痛みの起きるしくみ
（感覚のしくみ②）

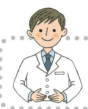

痛みを起こす原因と、その問題のある部位から脳の感覚野に痛みの信号が到達するまでの経路を考えると、鎮痛の方法の違いもわかります。

痛みが起こるしくみとそれを伝える経路

末梢で組織が壊れたり炎症が起きたりすると、ブラジキニンなど**痛みを起こす物質**やプロスタグランジンなど**痛みを増強する物質**が放出されます。それを受けた**感覚神経**は脊髄へ入り、バトンタッチされた次の神経は上行し、視床を経て感覚野へ到達して痛みを感じます。組織に炎症がなくても、この経路のどこかで神経が直接圧迫や傷害を受けても痛みは起きます。**視床**は感覚の中継所なので、視床の梗塞や出血で反対側の身体に激痛を感じることがあります。精神的なストレスも痛みを強め、心因性の痛みもあります。

心筋梗塞で左肩、尿路結石で腰やお腹が痛むなど、内臓の痛みは脊髄の中で皮膚の情報を伝える神経に接し、内臓の痛みが対応する皮膚分節の痛みとして感じられることがあります（**関連痛**）。

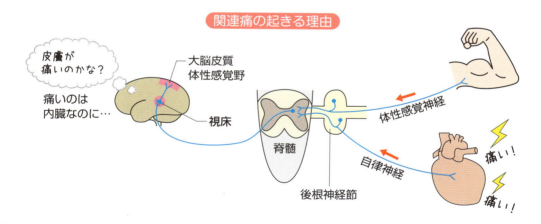

関連痛の起きる理由

鎮痛薬のいろいろ

炎症が原因の場合は**ステロイド薬**や**NSAIDs**(エヌセイズ)などで炎症物質の産生を抑え、末梢神経が傷害されている場合は神経の興奮を抑える薬を使います。モルヒネなどの**オピオイド**は、中枢神経に作用し痛みを感じなくさせますが、副作用など注意が必要なので多くは麻薬に指定されています。

交感神経と副交感神経の特徴
（自律神経のキホン）

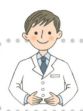

自律的に内臓や血管をコントロールする交感神経と副交感神経は作用だけでなく、出発点やシナプスの位置や神経伝達物質にも違う特徴があります。

自律神経の出るところと次の神経にバトンタッチする場所

交感神経も副交感神経も全身を支配しますが、中枢神経に出入りする部位に違いがあり、副交感神経は脳と仙髄、交感神経はその間の胸・腰髄から出ます。体性神経（運動神経と感覚神経）が一つの神経で情報を伝えるのに対し、自律神経は自律神経節のシナプスで次の神経に情報を渡し、節前神経と節後神経の2つの神経で効果器に到達します。神経節の場所はたいてい、交感神経は脊髄近くの交感神経幹で、副交感神経は効果器の近くにあります。

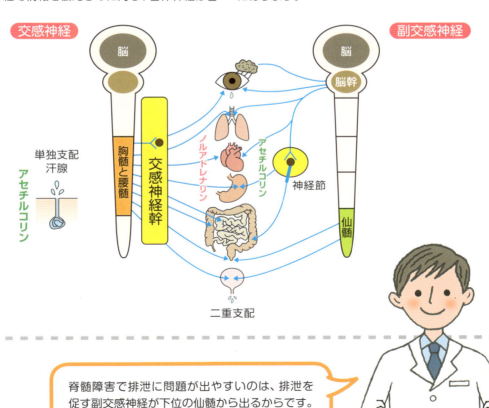

脊髄障害で排泄に問題が出やすいのは、排泄を促す副交感神経が下位の仙髄から出るからです。

自律神経の神経伝達物質と受容体

節前神経はアセチルコリンを、節後神経は副交感神経が**アセチルコリン**、交感神経はほとんどが**ノルアドレナリン**を出します。節前線維のアセチルコリンはニコチン受容体に、副交感神経の節後神経のアセチルコリンは**ムスカリン受容体**に結合します。ノルアドレナリンの受容体は大きく α と β 受容体に分かれ、**α 受容体**は血管収縮、**β 受容体**は心機能亢進や気管支拡張作用があり、同じ伝達物質でも効果器にどの受容体が多いかや反応のしかたで効果の現れ方に違いが出ます。

▼受容体の例

アドレナリン受容体		アセチルコリン受容体	
α	β	ムスカリン受容体	ニコチン受容体
$α_1$：血管収縮	$β_1$：心機能亢進	副交感神経の効果器 中枢神経	自律神経節 中枢神経 神経筋接合部
	$β_2$：気管支拡張、 　　血管拡張		

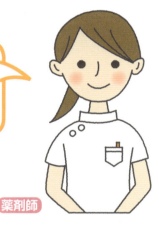

骨格筋の神経筋接合部にあるアセチルコリン受容体はニコチン受容体です。抗コリン薬やコリン作動薬は、副交感神経だけか、あるいは骨格筋も影響を受けるのかを薬の関わる受容体の違いでも考えます。

薬剤師

交感神経と副交感神経のはたらき

交感神経と副交感神経は両方がほとんどの臓器を支配し（二重支配）、そのほとんどが反対の作用（拮抗支配）です。しかし血管の大部分と皮膚（汗腺や立毛筋）には交感神経だけがはたらきます。交感神経は「**闘争と逃走**」の神経といわれるように心拍数や血圧を上げ気道を拡げて呼吸をしやすくし、胃腸のはたらきは抑えます。一方、副交感神経は心拍数を下げるなど身体が**リラックス**する方向、消化液を分泌させ胃腸を動かし**消化・吸収**を促進し、**排尿**と**排便**を促します。

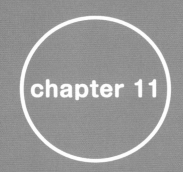

感覚を受け取るしくみ
(特殊感覚器)

目、耳、鼻、口にある感覚の入り口のしくみを学び、
それらの疾患を理解しましょう。

眼球のかたちのキホン
（視覚器）

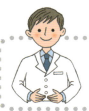

光が眼球に入って視神経に受け渡されるまでの構造を知り、視覚障害の原因や眼底検査の意味を知りましょう。

➕ 眼球のかたちとはたらき

瞼の裏と白目は結膜が覆いますが、黒目にあたる**角膜**は透明で、通過した光は**水晶体**（レンズ）で屈折し、ゼリー状の硝子体の中を通過して網膜に達し刺激が視神経に伝わります。視野の中心部に対応する網膜の部位が**黄斑**で、血管や視神経が眼球内に入る部位が視神経乳頭です。

水晶体と角膜の間を満たす眼房水は角膜の外縁内面の**隅角**という部位でシュレム管に排泄され量が保たれています。**眼圧**はこの眼房水の圧で決まり、眼圧がずっと高いと圧迫に弱い視神経が障害される**緑内障**となります。水晶体は加齢で硬くなると近くを見るときに厚くなれず**老眼**となり、濁ると**白内障**になります。黄斑が変性した場合は視野の中心がゆがんだり黒く見えなくなったりします（黄斑変性症）。

瞳孔は、虹彩の平滑筋が交感神経で散大し、中脳から出る副交感神経（動眼神経）で縮小します。

眼球の構造

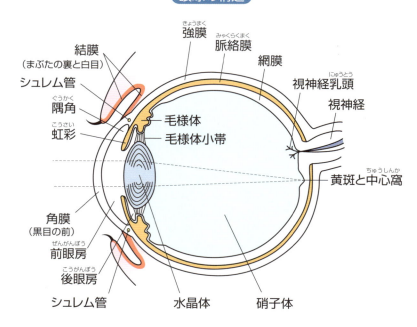

視神経と視野

　網膜に到達した信号は**視神経**によって脳へ行きますが、水晶体での光の屈折により、外側（耳側）の視野は網膜の内側、内側（鼻側）の視野は網膜の外側から視神経の線維となります。

　視交叉で内側の線維のみ反対側の大脳に行くので、視神経の障害部位で見えなくなる視野も違います。例えば、右の視神経が障害されれば右目の全盲に、下垂体などで視交叉の中央だけが圧迫されれば両耳側半盲になります。

動眼神経と反射

　動眼神経は、上まぶたを持ち上げ、外転神経と滑車神経とともに外眼筋を支配して眼球を動かす脳神経ですが、中に副交感神経の成分も含み、瞳孔括約筋や毛様体筋も支配して、虹彩の収縮による縮瞳や水晶体の厚みの調節による遠近調節も行います。

　光を目に入れると即座に縮瞳する**対光反射**や、近くの物を見ると縮瞳して寄り目になる**輻輳反射**の異常は、視神経、動眼神経、動眼神経の出る脳幹や脳の障害のどれかを意味する重要な所見です。

> 対光反射は消失しても輻輳反射は正常なのがアーガイル・ロバートソン瞳孔です。神経梅毒や多発性硬化症などで起きます。

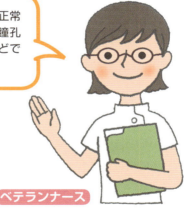

---

column
眼底検査でわかる血管や脳の問題

　眼底とは前から見た網膜の後面部です。眼底検査では細動脈が直接観察できるので、目の疾患だけでなく、脳などの**動脈硬化**の状態も推測できます（網膜動脈は脳に行く内頸動脈の枝です）。また、視神経は脳から伸びているので、頭蓋内圧亢進では視神経乳頭がうっ血します。

耳のかたちと難聴とめまい
（聴覚器）

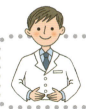

外耳・中耳・内耳それぞれの問題で難聴が起きます。内耳はリンパ液で満たされ、聴覚以外に平衡覚も担当するので、耳はめまいの原因にもなります。

➕ 耳のかたちのキホン（外耳・中耳・内耳）

鼓膜までが**外耳**で、**中耳**は咽頭に通じる**耳管**だけで外に通じ、嚥下やあくびなどで耳管を開き内部の気圧調節をします。中耳にある3つの**耳小骨**は音を増幅し内耳に伝えます。**内耳**は骨でできた骨迷路の中に袋状の膜迷路が入り、骨迷路は外リンパ、膜迷路の中は**内リンパ**が満たしています。

音は内リンパの振動を蝸牛のコルチ器内の有毛細胞が蝸牛神経へ伝え感知されます。前庭ではゼラチンのような膜におおわれた**耳石**が傾きに応じて動き、半規管では内リンパの回転を有毛細胞が受け前庭神経に平衡覚の情報を伝えます。内リンパが過剰になると有毛細胞が興奮しやすく、めまいや難聴が起きます。

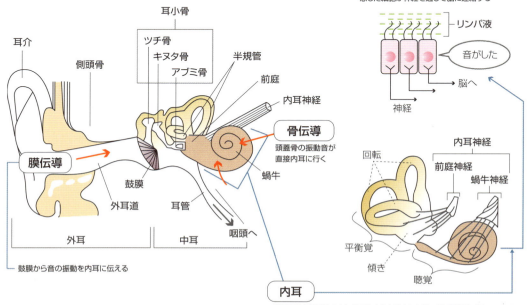

気導と骨導から考える伝音性難聴と感音性難聴

内耳は側頭骨内にあるので、鼓膜と耳小骨を経て伝わる音（**気導**）だけでなく、頭蓋骨の振動が直接内耳に伝わる**骨導**でも音を聞けます。外耳や中耳、つまり気導の障害による難聴は**伝音性難聴**といい、大きな音なら聞こえます。一方、内耳や神経の問題で起きる**感音性難聴**では気導も骨導も聞こえにくく、音を強くしても聞こえやすくなりません。

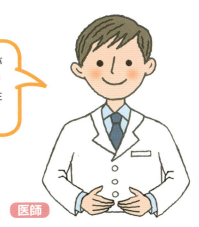

耳小骨は音を増幅するので、通常は気導の方が長く強く聞こえます。難聴の鑑別のリンネ試験＊やウェーバー試験＊はこのことを前提に、伝音性難聴か感音性難聴かを調べているのです。

医師

音がした位置がわかるのは耳が2つあるから

　2つの目の視覚の違いから距離感がつかめるように、耳も2つあることでできることがあります。音の発生源から近い側の耳に少しだけ早く大きく音が到達するので、左右の耳に届く音の時間差と音圧差を脳が計算して音源を特定しているのです。

　しかし、ヒトは音源の左右はわかっても上下方向の違いは苦手です。この点、フクロウなどは耳の高さが左右大きく違うのでピンポイントで音源がわかり、物音で狩りができます。耳の高さが左右違う人がいたら、その人は音源定位能力が高いかもしれません。

＊**リンネ試験**　ドイツのアドルフ・リンネが開発した聴力検査法で、音叉を鳴らして気導と骨導の聴取時間差を調べる。
＊**ウェーバー試験**　ドイツのエルンスト・ウェーバーが開発した聴力検査法で、音叉の基底部をおでこの中央に密着させ、聞こえる音の左右差を調べる。

においや味を感じるしくみ
（嗅覚と味覚）

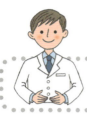

嗅覚と味覚はともに化学物質を受容器で感知して脳神経から脳へ伝えます。

✚ 味を感じるしくみと風味

　味覚の受容器は口腔内の粘膜と舌面にある乳頭側面の**味蕾**です。水分に溶けた物質を感じるので唾液や水分も味覚には必要です。舌前2/3は顔面神経、後1/3は舌咽神経が味覚を脳へ伝えます。味覚は順応しやすく、同じ味はすぐ感じなくなります。味蕾中の味細胞の寿命は10日で、生まれ変わるのに**亜鉛**が必要なため、亜鉛の欠乏も味覚障害の原因です。風味は口腔内のにおい物質が鼻腔後部の後鼻孔から嗅上皮に到達して感じるので、鼻腔の病変を味覚障害と感じることもあります。

✚ においが脳に伝わるまで

　においの分子を検知する嗅上皮は鼻腔上部にあり、刺激を受けた嗅神経は篩骨の篩板の孔を通り頭蓋腔に入り、嗅球、嗅索をへて大脳底面の嗅覚中枢に達します。嗅覚の中枢は、記憶や情動と関係の深い大脳辺縁系と直接深く関わります。

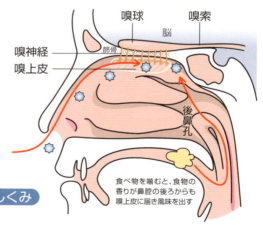

鼻の構造とにおいのしくみ

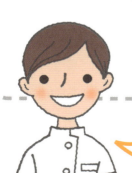

アルツハイマー型認知症やパーキンソン病の初期に嗅覚障害が起きやすいことが知られているので注意しましょう。

先輩ナース

女性のからだのキホン
(女性生殖器)

女性ホルモンは大きく変動し、それに応じて
生殖器も変わり、疾患も起きます。

女性生殖器のかたちと位置
（女性生殖器）

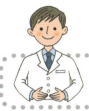

子宮と膣と卵巣は形態だけでなく、周囲の臓器との位置関係も重要です。

女性の骨盤内臓の位置関係

女性の骨盤内では、前から膀胱、子宮と膣、直腸が並びます。会陰では**骨盤底筋群**がこれら臓器をハンモックのように支えており、この筋のゆるみで**腹圧性尿失禁**や子宮や直腸が膣へ下がる**子宮脱**や**直腸瘤**が起きます。これらの臓器の上部は腹膜で覆われ、子宮と直腸の間には深い**ダグラス窩**があります。正常な子宮は膣に対し前傾し、子宮体と子宮頸の間でおじぎをした形（前屈）です。

女性の骨盤内臓

正常

ダグラス窩
直腸
子宮
膀胱

骨盤底筋群
ハンモックのように
骨盤内蔵を支える

子宮脱

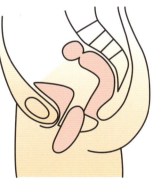

なんだかボールのような
ものが股にある感じ

直腸瘤

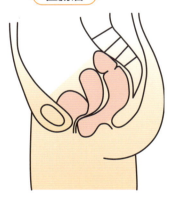

直腸が膣側に出て外から見ると会陰に瘤のようなふくらみをつくる。※
このポケットに便が入ると出にくくなる。
会陰や膣を押さえないと便が出ない時は直腸瘤を疑おう。

※直腸が肛門から飛び出たのは「直腸脱」という

150

子宮や卵管のかたちのキホン

　子宮の膣側は細い**子宮頸**でその内腔を**子宮頸管**といいます。子宮頸部は子宮峡部という移行部を経て幅広い**子宮体**となり、上方の子宮底は両側の卵管につながります。子宮の壁は内側から子宮内膜（粘膜）、子宮筋層（平滑筋）、子宮外膜（漿膜）の3層です。卵管は外側1/3が太い**卵管膨大部**となり、ここで受精が起きます。端は花びら状の卵管采となり、排卵時に卵巣から腹腔内に放たれた卵子を捉えます。

　子宮や卵巣は子宮円索、固有卵巣索というヒモや靭帯や腹膜（子宮広間膜）で支えられています。

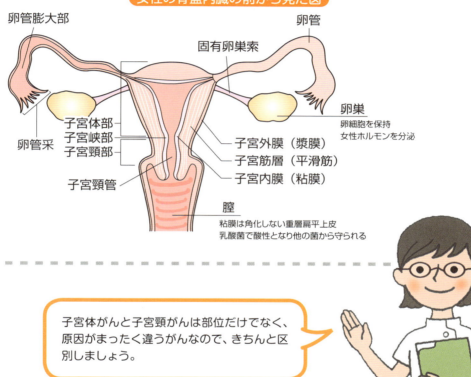

女性の骨盤内臓の前から見た図

卵管膨大部／卵管／固有卵巣索／卵巣（卵細胞を保持　女性ホルモンを分泌）／子宮体部／子宮峡部／子宮頸部／卵管采／子宮頸管／子宮外膜（漿膜）／子宮筋層（平滑筋）／子宮内膜（粘膜）／膣（粘膜は角化しない重層扁平上皮　乳酸菌で酸性となり他の菌から守られる）

> 子宮体がんと子宮頸がんは部位だけでなく、原因がまったく違うがんなので、きちんと区別しましょう。

ベテランナース

---

column
基礎体温でわかること

　プロゲステロンには体温上昇作用があるので、黄体がきちんと機能すれば排卵後に基礎体温は上がります。正常なら2週間ごとに低温相と高温相を繰り返し、妊娠すればそのまま高温相が続きます。不妊や不育の原因となる黄体機能不全だと高温期は短く体温は不安定で、高温相がない場合は排卵していません。

12　女性のからだのキホン（女性生殖器）

151

女性ホルモンと卵巣と子宮の周期
（女性の性周期）

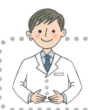

性成熟期の女性の体は妊娠準備のために女性ホルモンがおよそ28日周期で変化し、女性ホルモンの変化に応じて子宮の壁や体温も変化します。

周期的に変わる女性ホルモンと子宮と体温

　月経開始から、卵巣内では卵子を入れた**卵胞**という細胞群が成熟を開始し、卵胞は**エストロゲン**（卵胞ホルモン）を出し、そのはたらきで子宮内膜は増殖し厚くなります。2週間ほどで＊、視床下部の命令で下垂体前葉からの黄体形成ホルモンが急激に高まり（LHサージ）その合図で**排卵**が起き、卵胞は黄体になります。**黄体**はエストロゲンと多量の**プロゲステロン**（黄体ホルモン）を出し、その作用で子宮内膜は受精卵の栄養になるものを分泌し着床の準備を整えます。妊娠（着床）しないと黄体は2週間ほどで退化し、急激にエストロゲンもプロゲステロンも低下し、それで血流を失った子宮内膜表面は壊死して脱落します（月経）。妊娠した場合は黄体が維持され、子宮内膜は分泌を続けます。

▼性周期

	月経開始		14日		28日
下垂体前葉ホルモン			LHサージ		
卵巣周期	卵胞が成熟		排卵	黄体➡受精しないと退化	
女性ホルモン	エストロゲン		エストロゲン最大	プロゲステロン＞エストロゲン	
月経周期 （子宮内膜の変化）	月経期	増殖期 内膜が厚くなる		分泌期 内膜表面が着床準備	
基礎体温	低温期			高温期	

※下垂体前葉の性腺刺激ホルモン（ゴナドトロピン）は視床下部ホルモン（**GnRH**）によって調整される。ゴナドトロピンのうち、卵胞刺激ホルモン（**FSH**）は卵胞を発育させ、黄体形成ホルモン（**LH**）は排卵を誘発し黄体を作らせる。排卵直前に最大となるエストロゲンは正のフィードバックによりLHサージ（黄体形成ホルモンの急激な高まり）を起こす。

＊2週間ほどで　実際は、脳の関わりで正確な排卵日は予測できない。

2つの女性ホルモンのはたらき
（女性ホルモン）

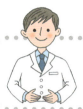

卵巣が出すエストロゲンとプロゲステロンにはそれぞれ違うはたらきがあり、生殖器以外にも作用します。

➕ プロゲステロンは妊娠維持のホルモン

プロゲステロンは子宮内膜に着床準備させ、妊娠すれば胎盤の形成を促し、子宮の収縮を抑えて流産を防ぎます。胎盤ができると、胎盤は**ヒト絨毛性ゴナドトロピン（hCG）**を出して黄体を維持しプロゲステロンを出し続けさせ、やがておもに胎盤がプロゲステロンを出すようになります。

プロゲステロンはエストロゲンと共同で乳腺を発達させ、妊娠中の乳汁産生を抑えます。

妊娠の判定に使われるhCGは妊娠2週間くらいで尿に出てきます。

先輩ナース

➕ エストロゲンは子宮以外にも多くの作用がある

エストロゲンは、血管に作用し、動脈硬化を防ぎ、HDLを上げLDLを下げ、骨吸収を抑制しコラーゲン合成を促進して骨を保ち、皮膚や粘膜のうるおいや弾力を保ちます。しかし、エストロゲンが多い状態が続くと乳がんや子宮内膜症など、増悪する婦人科疾患もあるので良いことばかりではありません。

更年期では、エストロゲンが低下するために高脂血症や動脈硬化による虚血性心疾患の増加、骨粗鬆症などが起きやすくなります。また、負のフィードバックにより視床下部や下垂体から出るゴナドトロピンが一時的に過剰になり、それが視床下部に関わり精神状態や自律神経に変化をもたらします。

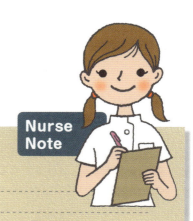

女性のがん

○子宮頸がん
- 子宮頸部の扁平円柱上皮境界(SCJ)にできる
- ヒトパピローマウイルス(HPV)の感染症
- 不正性器出血(接触出血)や無症状で子宮がん検診で見つかる
- すべての年齢層で起きるが、30代〜40代が多い

○子宮体がん
- 子宮内膜にできる
- 不正性器出血や下腹部痛で見つかることが多い
- ★エストロゲンが長くあるいは強く作用する条件がリスク

例)肥満や糖尿病などメタボな状態(脂肪細胞でもエストロゲンが合成される)
　　不妊や未経産婦(妊娠中はプロゲステロンが優位)
　　卵巣機能異常(プロゲステロンが少なくエストロゲンを抑えない)
　　初経が早く閉経が遅い、40代後半〜など(長くエストロゲンにさらされる)

○卵巣がんと乳がん
- リスクは子宮体がんとほぼ同じ(欧米型の食事やメタボな状態)
- 卵巣がんと乳がんに同じ遺伝的因子もあるので家族歴にも注意する
- 胃など消化管からの転移性の卵巣腫瘍はクルーケンベルグ腫瘍という
- 卵巣がんは初期に症状がなく進行して見つかることが多いが、乳がんはしこりなどから早期発見できる

索引

● あ行

亜鉛	148
亜急性連合脊髄変性症	32
味蕾	148
アシデミア	20
アシドーシス	20, 96
アセチルコリン	123, 142
アセチルコリン受容体	123
アデノイド	74
アテローム	59
後根	120
後根神経節	120
後負荷	53
アドレナリン	56, 112, 115
アナフィラキシーショック	44
アポクリン汗腺	26
アミノ酸	81
アミラーゼ	82
アミン型	102
アルカリ血症	20
アルカレミア	20
アルカローシス	20
アルツハイマー型認知症	131
アルドステロン	94, 110
アルブミン	15, 28
アレルギー	43
アレルゲン	43
アンジオテンシンⅡ	95
胃	78
胃酸	78
痛み	140
溢流性尿失禁	98
胃の内因子	31
インクレチン	111
インスリン	111
インスリン抵抗性	113
インスリン分泌障害	113
咽頭	74
咽頭相	75
ウィリス動脈輪	127
ウィルヒョウ転移	62
ウィンスロー孔	88
ウェーバー試験	147
右心不全	50
右心房	50
うっ血	51
うつ熱	42
運動神経	120, 123, 136
栄養動脈	48
腋窩神経	135
液性免疫	38
エクリン汗腺	26
エストロゲン	114, 152, 153
エリスロポエチン	31
嚥下	75
延髄	69
横隔神経	135
横隔膜	135
黄疸	87
黄斑	144
大網	88
オキシトシン	106, 109
お腹の皮静脈	85
オピオイド	140

● か行

下位運動ニューロン	136
外耳	146
外転神経	133
下位の内分泌腺を刺激	106
拡張型	53
角膜	144
下垂足	135
下垂体	106
ガス交換障害	72
化生	23
滑液	121

155

喀血	80	隅角	144
滑車神経	133	クッシング症候群	110, 115
褐色細胞腫	115	クッシング病	110
滑膜	121, 122	頸神経叢	134
括約筋	124	クモ膜	128
カルシウム	114	クモ膜下腔	128
がん	22	グリコゲン	111, 112
眼圧	144	グルカゴン	112
感音性難聴	147	クレアチニン	93
感覚神経	140	クレアチニンクリアランス	93
換気血流不均等	72	下血	80
換気障害	71	血圧	57
眼球	144	血圧低下	44
眼瞼下垂	132	血液	28
間質性肺炎	66	血液凝固	33
冠状動脈	52	血液脳関門	127
関節窩	121	血管	58
関節頭	121	結合組織	21
関節軟骨	121, 122	血漿浸透圧	109
関節包	121	血漿タンパク質	15
関節リウマチ	122	血小板	33
完全心房ブロック	55	血清	28
肝臓	85, 86, 87	血栓	56
間脳	129	血中尿素窒素	93
顔面神経	133	結腸ヒモ	83
顔面神経麻痺	133	血糖値	112
関連痛	140	解毒	86
起始	124	ケトン体	112, 113
基礎体温	151	ケミカルメディエーター	43
気道	147	ケルクリングひだ	79
機能性尿失禁	98	原発性アルドステロン症	115
逆流	51	口蓋	74
逆流性食道炎	77	交感神経	141, 142
嗅覚野	130	口腔	74
吸収	142	口腔相	75
嗅神経	132	高血圧	116
球麻痺	74, 133	高血糖高浸透圧症候群	113
胸腔	68	膠原繊維	24
狭窄症	51	膠原病	46
狭心症	52	膠質浸透圧	15, 17
胸水	67	恒常性	14
胸膜	67	甲状腺	106
巨赤芽球性貧血	32	甲状腺機能亢進	115
筋組織	21	甲状腺刺激ホルモン	107

甲状腺ホルモン	103, 107, 112
合成	86
拘束性	71
抗体	39
高体温	42
好中球	29, 36
高張性脱水	18
高張度	16
喉頭	64, 65, 74
高度のタンパク尿	93
高プロラクチン血症	108
硬膜	128
抗利尿ホルモン	94
誤嚥	75
呼吸	67
呼吸困難	44, 68
呼吸の調整	69
呼吸不全	70
黒質が変性	138
骨格筋	124
骨芽細胞	118
骨吸収	114, 118
骨棘	122
骨形成	118
骨髄系	29
骨端軟骨	108, 118
骨導	147
骨盤神経	84
骨盤底筋群	150
骨盤内臓	150
骨膜	118
コラーゲン線維	24
コルチ器	146
コレシストキニン	80

● さ行

再吸収	92
最高血圧	58
細小血管	113
最低血圧	58
サイトカイン	37
細胞外液	14
細胞性免疫	38, 45

細胞体	126
細胞内液	14
サイロキシン	107
坐骨神経	135
左心不全	50
左心房	50
嗄声	133
サチュレーション	70
酸血症	20
三叉神経	133
三叉神経痛	133
酸素	70
散瞳	132
視覚野	130
耳管	74, 146
子宮頸	151
子宮頸管	151
子宮頸がん	23
子宮体	151
糸球体	91
糸球体濾過量	93
子宮脱	150
軸索	126
刺激伝導系	54
自己抗体	46
脂質異常症	116
四肢麻痺	137
視床	140
視床下部	42, 129
耳小骨	146
視神経	132, 145
耳石	146
下肢の筋	135
下垂手	135
失語	131
失行	131
失認	131
自動能	54
シナプス	126
脂肪合成	111
脂肪分解	108
尺骨神経	135
シャント	72
集合管	91

157

終動脈	52	滲出	17
十二指腸	80	腎静脈	90
視床	129	腎性高血圧	95
循環	48	心臓	49, 53
上位運動ニューロン	136	腎臓	58, 90, 93, 96, 97, 113
消化	142	心臓弁膜症	51
上顎洞	64	心タンポナーデ	49
上気道	64	浸透圧	15
小球性	32	腎動脈	90
上肢の筋	135	心内膜	49
小腸	79	心拍出量	57
小脳	129, 138	新皮質	129
上皮組織	21	深部感覚	139
漿膜	67	深部静脈	61
静脈	48	心房	54
静脈還流	59	心房細動	55, 56
静脈の流れ	61	膵液	80
静脈瘤	59	髄鞘	126
食道	74, 76	水晶体	144
食道・胃静脈瘤	85	膵臓	79
食道相	75	膵島	46
食道裂孔ヘルニア	77	頭蓋内圧亢進	137
女性生殖器	150	ステロイド	103
女性のがん	154	ステロイド型	102
女性ホルモン	152, 153	ステロイド薬	140
ショック	44	精液	99
自律神経	58, 141	精子	100
腎盂	97	性周期	152
腎盂腎炎	97	性腺	106
腎炎	45	精巣	100
心外膜	49	正中神経	135
真皮	25	成長ホルモン	106, 108, 112
心筋梗塞	52	静脈角	61
神経	113	赤色骨髄	28
神経筋接合部	123	脊髄	119
神経根	120	脊髄神経	120, 134, 135, 139
神経叢	134	脊柱管	119
神経組織	21, 126	セクレチン	80
神経伝達物質	126, 142	舌咽神経	133
心源性脳塞栓症	56	舌下神経	133
腎硬化症	90	舌筋	133
腎梗塞	90	赤血球	31
心室	54	切迫性尿失禁	98
心室細動	55, 56	繊維素溶解	34

前根 …… 120	タンパク質 …… 81
仙髄 …… 84	タンパク質の合成 …… 111
先端巨大症 …… 108	タンパク尿 …… 96
センチネルリンパ節 …… 62	単麻痺 …… 137
前頭葉 …… 130	蓄尿 …… 98
前負荷 …… 53	中心静脈 …… 61
線毛 …… 66	中性脂肪 …… 81, 116
線溶 …… 34	聴覚野 …… 130
前立腺 …… 99	腸間膜 …… 88
造血 …… 28	張度 …… 16
総腓骨神経 …… 135	直腸 …… 84
鼠径ヘルニア …… 100	直腸静脈瘤 …… 85
組織 …… 21	直腸瘤 …… 150
組織型 …… 23	貯蔵 …… 86
咀嚼 …… 74	鎮痛薬 …… 140
	椎間板 …… 119
	椎骨動脈 …… 127
	対麻痺 …… 137

● た行

体液 …… 14	低アルブミン血症 …… 93, 96
大球性 …… 32	低血糖 …… 112, 113
大血管 …… 113	停止 …… 124
対光反射 …… 145	低色素性 …… 32
体循環 …… 48	低張性脱水 …… 19
体性運動野 …… 130, 136	低張度 …… 16
体性感覚 …… 139	テストステロン …… 100
体性感覚野 …… 130	デルマトーム …… 139
大腿神経 …… 135	伝音性難聴 …… 147
大腸 …… 83	電解質異常 …… 96
大動脈 …… 60	伝導 …… 126
大動脈解離 …… 59	動眼神経 …… 132, 145
大動脈弓 …… 65	橈骨神経 …… 135
大脳 …… 129	糖質コルチコイド …… 112
大脳基底核 …… 129, 138	糖質コルチロイド …… 110
大脳皮質 …… 129, 130	等尺性収縮 …… 124
大脳辺縁系 …… 129	糖新生 …… 110, 112
ダグラス窩 …… 88, 150	闘争と迷走 …… 142
脱水 …… 113	等張性収縮 …… 124
単球 …… 29	等張度 …… 16
胆汁 …… 79, 86, 87	糖尿病 …… 116
炭水化物 …… 81	糖尿病1型 …… 113
弾性繊維 …… 59	糖尿病2型 …… 113
単糖 …… 81	糖尿病性ケトアシドーシス …… 113
胆のう …… 85, 87	動脈 …… 48
タンパク合成 …… 108	動脈硬化 …… 59, 116, 145

動脈の流れ	60	脳脊髄液	128
動脈瘤	59	脳の動脈	128
特殊感覚	139	脳ヘルニア	137
特殊心筋	54	ノルアドレナリン	115, 142
吐血	80		
ドパミン	138		
トリヨードサイロニン	107		

● な行

内因子	78	
内頸動脈	127	
内耳	146	
内耳神経	133	
内臓脂肪	116	
内臓脂肪型肥満	116	
内皮細胞	34, 59	
内分泌	102	
内包	136	
内膜	59	
内リンパ	146	
ナトリウム欠乏性脱水	19	
軟骨	66	
難聴	133, 146	
軟膜	128	
におい	148	
肉芽組織	26	
二酸化炭素	70	
乳汁	108	
尿	91	
尿管	97	
尿酸	93	
尿生成	92, 94	
尿素	93	
尿道	97	
認知症	131	
熱中症	42	
ネフロン	91	
粘液	78	
脳	58	
脳幹	129	
脳血管性認知症	131	
脳室	128	
脳神経	132	

● は行

パーキンソン症候群	138
パーキンソン病	138
バイエル板	40
肺炎	66
敗血症	44
敗血症性ショック	44
肺血栓塞栓症	61
肺循環	48
排尿	98, 142
排便	84, 142
肺胞	66, 72
排卵	152
ハウストラ	83
白内障	144
破骨細胞	118
ハセドウ病	46
バソプレシン	94, 106, 109
白血球	29
発熱	42
馬尾	134
反回神経	65
反回神経麻痺	133
瘢痕組織	26
反射性尿失禁	98
皮下脂肪	116
皮下組織	25
鼻腔	64, 74
皮静脈	61
脾臓	40
肥大型	53
ビタミンB12	31
ビタミンD	114
ビタミンK	34
左回旋枝	52
左前下行枝	52
ピック病	131
ヒト絨毛性ゴナドトロピン	153

皮膚感覚	138	
肥満細胞	29, 43	
表皮	25	
ビリルビン	87	
貧血	31	
頻尿	96	
フィードバック	104	
フィブリノゲン	28, 34	
フィブリン	34	
腹圧性尿失禁	98, 150	
副交感神経	141, 142	
副甲状腺ホルモン	94, 114	
複視	132	
副腎アンドロゲン	110	
副神経	133	
副腎髄質	115	
副腎皮質	106	
副腎皮質ホルモン	110	
輻輳反射	145	
副鼻腔	64	
腹膜	88	
腹膜垂	83	
浮腫	17	
不整脈	55	
負のフィードバック	104	
プロゲステロン	151, 152, 153	
プロトンポンプ	78	
プロラクチン	106, 108	
分解	86	
分泌	92	
平滑筋	59	
閉鎖不全	51	
閉塞性	71	
ペースメーカー	54	
ペプシン	78, 82	
ペプチド型	102	
ペプチドホルモン	103	
ヘモグロビン	31, 70	
ヘモグロビンの酸素飽和度	70	
ヘルパーT細胞	38	
便	83	
弁	49	
変形性関節症	122	
変性性認知症	131	

扁桃	40
弁膜症	51, 59
片麻痺	137
膀胱	97
膀胱三角	97
ボウマン嚢	91
勃起	100
ホメオスタシス	14
ホルモン	58, 94, 102

● ま行

マクロファージ	29, 36
末梢血管抵抗	57
末梢神経	123
麻痺	137
慢性腎臓病	96
味覚	148
味覚野	130
右冠動脈	52
水欠乏性脱水	18
耳	146
脈圧	58
むくみ	17
ムスカリん受容体	142
迷走神経	133
めまい	133
免疫複合体	45
網嚢孔	88
網膜	113
門脈	81, 85

● や行

有髄神経	126
葉酸	31
腰仙骨神経叢	134
ヨード	107

● ら行

卵管膨大部	151
卵胞	152
リパーゼ	82

リポ蛋白	116	HDL	116
両耳側半盲	132	IgE	43
緑内障	144	LDL	116
リラックス	142	LH	152
リンネ試験	147	NK細胞	36
リンパ	62	NSAIDs	140
リンパ管	81	P波	55
リンパ系	29	QRS波	55
リンパ小節	40	SO2	70
リンパ節	40	T_3	107
リンパ組織	40	T_4	107
リンパ浮腫	17	t-PA	34
レニン	95	TSH	107
レビー小体型認知症	131	T細胞	29
連合野	130	T波	55
レンズ	144	UA	93
老眼	144		
ろ過	92		
濾出	17		
肋骨脊髄角	90		

● 数字・記号

1秒率	71
α受容体	142
β細胞	113
β受容体	142
γグロブリン	28

● わ行

若木骨折	118
ワクチン	39
腕神経叢	134

● アルファベット

ACE	95
ADH	94
BBB	127
BUN	93
B細胞	29
Ca^{2+}	94, 123
CCr	93
CO_2ナルコーシス	69
Cr	93
CVA	90
FSH	152
GFR	93
GnRH	152
hCG	153
HCO_3^-	70

参考文献

- 『系統看護学講座　人体の構造と機能〈1〉解剖生理学』（坂井 建雄　著　医学書院2017）

- 『人体の構造と機能』（エレイン・N.マリーブ著　医学書院2015）

- 『系統看護学講座　病態生理学—疾病のなりたちと回復の促進〈2〉』

  （田中 越郎著　医学書院2016）

- 『系統看護学講座　専門分野⑭ 成人看護学 [7] 脳・神経』（竹村 信彦著　医学書院2016）

- 『系統看護学講座　専門分野⑭ 成人看護学 [6] 内分泌・代謝』（吉岡 成人著　医学書院2017）

- 『系統看護学講座　血液・造血器—成人看護学〈4〉』（飯野 京子著　医学書院2015）

- 『好きになる免疫学』（萩原 清文著　多田 富雄監修　講談社2001）

- 『系統看護学講座　呼吸器—成人看護学〈2〉』（川村 雅文著　医学書院2015）

- 『系統看護学講座　腎・泌尿器—成人看護学〈8〉』（河邊 博史著　医学書院2015）

- 『系統看護学講座　循環器—成人看護学〈3〉』（吉田 俊子著　医学書院2015）

- 『ぜんぶわかる人体解剖図』（坂井 建雄・橋本 尚詞著　成美堂出版 2010）

- 『ロス＆ウィルソン健康と病気のしくみがわかる解剖生理学』

  （ウォー、グラント著　西村書店2008）

- 『細胞と組織の地図帳』（和氣 健二郎著　講談社2003）

- 『カラーで学ぶ解剖生理学』（ゲーリー・A.ティボドー著　医学書院1999）

- 『高齢者の解剖生理学』（野溝明子著　秀和システム2014）

【著者紹介】
野溝 明子（のみぞ あきこ）

医学博士　鍼灸師
長野県諏訪二葉高等学校卒　東京大学理科一類より同理学部、同大学院修士課程修了（理学修士）。同博士課程を中退し、東京大学医学部（養老孟司教室）で解剖学を学んだ後、東京大学総合研究博物館（医学部門）客員研究員。その後、早稲田医療専門学校（夜間部）で鍼灸師資格、順天堂大学医学部解剖学・生体構造科学講座で医学博士取得。
現在、医療系の大学、専門学校で非常勤講師を務める。また、鍼灸師として個人宅や施設などへ出向き施術を行っている。ケアマネージャーの資格もあり、在宅緩和ケアや高齢者の介護・医療の相談にものっている。

【本文キャラクター】
大羽 りゑ

【図版・イラスト】
タナカ ヒデノリ

看護の現場ですぐに役立つ
解剖生理学のキホン

発行日	2018年 4月 1日	第1版第1刷
	2019年 8月 1日	第1版第2刷

著　者　野溝　明子
　　　　（のみぞ　あきこ）

発行者　斉藤　和邦
発行所　株式会社 秀和システム
　　　　〒104-0045
　　　　東京都中央区築地2丁目1−17　陽光築地ビル4階
　　　　Tel 03-6264-3105（販売）Fax 03-6264-3094
印刷所　図書印刷株式会社　　　　　Printed in Japan
ISBN978-4-7980-5324-0 C3047

定価はカバーに表示してあります。
乱丁本・落丁本はお取りかえいたします。
本書に関するご質問については、ご質問の内容と住所、氏名、電話番号を明記のうえ、当社編集部宛FAXまたは書面にてお送りください。お電話によるご質問は受け付けておりませんのであらかじめご了承ください。